CONGRÈS DES MÉDECINS ALIÉNISTES ET NEUROLOGISTES
DE FRANCE ET DES PAYS DE LANGUE FRANÇAISE

SEPTIÈME SESSION. — NANCY 1896

PATHOGÉNIE

ET

PHYSIOLOGIE PATHOLOGIQUE

DE

L'HALLUCINATION DE L'OUÏE

PAR LE

Dr J. SÉGLAS

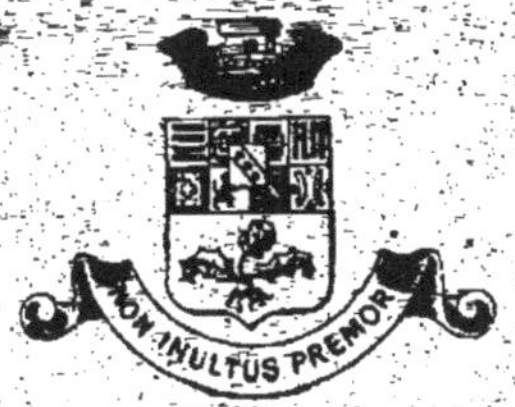

NANCY

IMPRIMERIE A. CRÉPIN-LEBLOND

21, Rue Saint-Dizier (Passage du Casino).

1896

PATHOGÉNIE

ET

PHYSIOLOGIE PATHOLOGIQUE

DE

L'HALLUCINATION DE L'OUÏE

PAR LE

Dʳ J. SÉGLAS

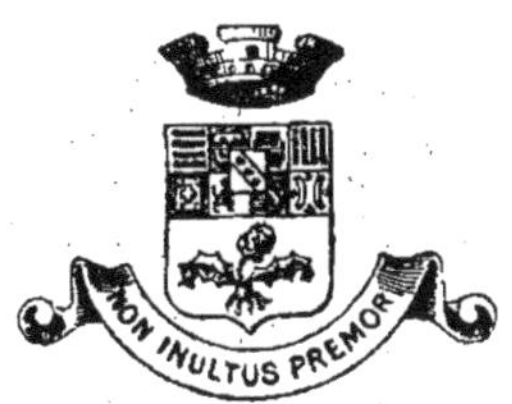

NANCY

IMPRIMERIE A. CRÉPIN-LEBLOND

24, Rue Saint-Dizier (Passage du Casino).

—

1896

PATHOGÉNIE

ET

PHYSIOLOGIE PATHOLOGIQUE

DE

L'HALLUCINATION DE L'OUÏE

Rapport du Dr J. SÉGLAS

———

L'hallucination est un phénomène psychologique très simple en apparence, qui de longtemps attira l'attention des médecins et des psychologues les plus éminents, et fut l'objet de travaux presqu'innombrables. Il s'en faut cependant qu'aujourd'hui encore nous soyons édifiés sur sa nature, sa pathogènie, son mécanisme intimes.

L'hallucination visuelle, qui a toujours servi de point de départ à ce genre d'études, est aussi relativement la mieux connue. Les lacunes sont bien plus considérables en ce qui concerne l'hallucination de l'ouïe, qui revêt des formes très variées, est parfois d'une compléxité très grande, difficile à préciser en elle-même, à délimiter de phénomènes voisins, et se prête peu aux recherches expérimentales. Ajoutons que l'incertitude plus grande de nos connaissances sur les points afférents d'anatomie, de physiologie, de

psychologie normales ne peut qu'augmenter la diffi-
culté du problème et en retarder la solution.

Aussi l'exposé détaillé, l'examen complet de la
question est-il un travail que je n'ai pas osé entre-
prendre, et qu'il ne m'appartenait pas d'ailleurs de
traiter. J'ai cru devoir m'en tenir plus étroitement à
mon rôle de rapporteur et me contenter d'esquisser
les grandes lignes du sujet, de rappeler les points
principaux qui pourront servir de base à la discussion
soumise au Congrès.

I

Considérations générales.

DÉFINITIONS DE L'HALLUCINATION SENSORIELLE. — SA DÉLIMITATION. —
PHÉNOMÈNES DONT ELLE DOIT ÊTRE DISTINGUÉE : PARAMNÉSIES, ILLU-
SIONS, INTERPRÉTATIONS DÉLIRANTES ; — PSEUDO-HALLUCINATIONS ET
HALLUCINATIONS MOTRICES.

Nombreuses sont les définitions de l'hallucination. Les unes
sont la traduction de la simple observation clinique ; les autres,
au contraire, correspondent aux interprétations théoriques sur
la nature et la pathogénie du symptôme.

Or, il s'en faut qu'aujourd'hui encore la lumière soit faite à
cet égard. Aussi me paraît-il difficile, au début d'un travail de
ce genre, alors que nous sommes réunis justement pour discuter
la pathogénie de l'hallucination, d'en donner une définition pathogénique. Ce serait une pétition de principes.

Mieux vaut rester, il me semble, sur le terrain de l'observation clinique.

La première bonne définition en ce genre, la plus simple et
peut-être aussi la meilleure, est celle d'Esquirol.

« Un homme, dit-il, qui a la conviction entière d'une sensation actuellement perçue, alors que nul objet extérieur propre à exciter cette sensation n'est à la portée de ses sens, est dans un état d'hallucination. »

Ainsi un malade est halluciné de l'ouïe alors que, tout étant silencieux autour de lui, que des personnes placées dans les mêmes conditions, ne perçoivent aucune impression extérieure analogue, il entend cependant des bruits plus ou moins déterminés, des paroles, absolument comme si ces bruits s'étaient produits réellement, comme si ces paroles avaient été effectivement prononcées par des interlocuteurs.

Sans doute, on peut dire que la définition d'Esquirol n'est pas assez générale. Elle n'envisage que l'hallucination en tant que créant l'apparence d'un objet extérieur, tandis qu'il existe des phénomènes du même genre dans le domaine des sensations internes, de la cénesthésie. A cet égard une définition pathogénique eût pu sembler préférable.

Néanmoins le but de notre étude n'intéressant que l'hallucination auditive, la définition d'Esquirol, tout en n'envisageant que l'hallucination sensorielle, s'exerçant dans le domaine des sens de la vie de relation, peut nous suffire pour déterminer dès l'abord le phénomène psychologique que nous devons étudier. On pourra, si l'on veut, la remplacer par la formule bien connue, plus concise et plus générale : « L'hallucination est une perception sans objet ».

La caractéristique de l'hallucination est de créer l'apparence d'un objet extérieur actuel qui n'existe pas en réalité.

Ce caractère sépare nettement l'hallucination d'autres phénomènes qui s'en rapprochent par certains côtés, par exemple des phénomènes de mémoire.

Mais si net, si saisissant que puisse reparaître un souvenir, il reste toujours localisé dans le passé, et ne produit pas l'apparence d'un objet extérieur et présent. « L'hallucination, a dit très justement Leuret, n'est pas un souvenir, c'est une chose actuellement perçue ; elle diffère autant et de la même manière du souvenir que la sensation elle-même. J'accorde qu'elle puise ses éléments dans la mémoire, car toute hallucination peut se résoudre en sensations ou en idées antérieures ; mais elle crée une existence, *elle donne une actualité*, et, pour celui qui l'éprouve, elle est aussi destincte de la mémoire que, pour nous tous, la mémoire est distincte de la sensation. »

Sans doute, parmi les troubles de la mémoire, il en est de décrits sous le vocable assez impropre d'hallucinations de la mémoire, mais ce sont là des désordres spéciaux qui ne rentrent nullement dans la classe des véritables hallucinations.

Il y a un acte qui présente le même caractère signalé dans l'hallucination, c'est la perception des objets extérieurs, la perception sensorielle.

Le rapprochement s'impose de lui-même : il n'est pas un seul halluciné qui manque de l'indiquer. « J'ai vu, j'ai entendu aussi distinctement que je vous vois, que je vous entends » (Esquirol). — « Vous prétendez que je me trompe parce que vous ne comprenez pas comment ces voix que j'entends arrivent jusqu'à moi : mais je ne comprends pas plus que vous comment cela se fait ; ce que je sais bien, c'est qu'elles y arrivent, puisque je les entends. Elles sont pour moi aussi distinctes que votre voix, et si vous voulez que j'admette la réalité de vos paroles, laissez-moi aussi admettre la réalité des paroles qui me viennent je ne sais d'où, car la réalité des unes et des autres est également sensible pour moi » (Leuret).

Ce langage est la preuve que, pour les malades, il n'y a pas de différence entre les impressions hallucinatoires et les impressions réelles, provoquées par des objets dont l'existence nous est révélée par le témoignage de nos sens. Les deux se mêlent, se confondent à tel point qu'ils ne peuvent douter de la réalité des unes, puisque tout le monde admet la réalité des autres. Pour eux, l'hallucination ne se distingue pas de la perception normale.

Sans aller aussi loin, nous pouvons considérer tout au moins l'hallucination comme une forme pathologique de la perception.

Elle n'est pas la seule.

« Pour qu'une perception soit vraie, normale, régulière, il faut non seulement qu'elle corresponde à la *présence actuelle* d'un objet matériel existant, étranger ou inhérent à l'organisme humain, mais qu'elle soit la *copie fidèle* de cet objet » (Michéa).

Lorsque la première de ces conditions (et par suite la seconde) vient à manquer, la perception est hallucinatoire. Mais il peut se faire que la seconde condition seule ne soit pas remplie. Il s'agit alors d'un trouble de la perception plus simple, plus facile à étudier et à interpréter ; on le désigne le plus communément du nom d'Illusion.

C'est Arnold qui a le premier introduit dans la pathologie mentale la distinction entre l'illusion et l'hallucination, définitivement établie dans la suite par Esquirol. Cette opinion est aujourd'hui fortement battue en brèche, et la plupart des auteurs, tout en continuant à signaler l'existence des faits dits d'illusion, n'admettent pas entr'eux et les hallucinations de différences fondamentales. Ce seraient simplement deux variétés d'un même trouble psychologique, ne différant que par le point de départ. L'illusion n'est plus ainsi qu'une hallucination dont le point de départ est manifeste, l'hallucination une illusion dont le point de départ est latent (Ball).

Si fondée que puisse être cette assimilation au point de vue psychologique, il y a, je crois, intérêt au point de vue clinique à conserver la distinction entre l'illusion et l'hallucination. Certains aliénés, comme les maniaques, ne présentent-t-il pas le plus généralement des illusions beaucoup plutôt que des hallucinations proprement dites ? D'autres, comme certains persécutés systématiques, ne sont-ils pas d'abord de simples illusionnés avant de devenir de véritables hallucinés ?

Sans doute, il est bien difficile, quelque nom qu'on leur donne, de délimiter d'une façon précise le domaine des faits d'illusion et d'hallucination. Nous aurons à revenir plus tard sur ce sujet d'une façon plus précise. Pour le moment, nous nous contenterons de signaler l'intérêt qu'il peut y avoir, en clinique tout au moins, à distinguer les faits de perceptions pathologiques sans objet extérieur (hallucinations) de ceux dans lesquels il y a un objet extérieur présent, mais faussement perçu, d'une façon autre que par la majorité des hommes (illusions).

Il est d'ailleurs un autre trouble psychologique qui, si diffé-rent qu'il puisse paraître, est néanmoins souvent confondu avec l'illusion et même l'hallucination proprement dite. Je veux parler de l'interprétation délirante ou, comme le disait Baillarger, des faux jugements à l'occasion des sensations. Dans ces cas, les sensations sont perçues comme dans l'état normal, la perception est régulière, mais le malade l'interprète d'une manière erronée.

« Une demoiselle de 42 ans a de véritables hallucinations de l'ouïe, mais son délire roule principalement sur des conceptions délirantes à l'occasion des sensations. Ainsi, un chiffre marqué sur un chiffon vert *veut dire* telle chose, un mot écrit sur un chiffon de papier *signifie* qu'on doit lui accorder telle faveur qu'elle réclame. A chaque instant, on lui parle ainsi par toutes sortes de signes. » Elle a, dit-elle, bien des *alphabets* à sa dis-position, etc... (Baillarger).

« Rien de plus ordinaire que ces faits chez les hallucinés et rien de plus dificile que de reconnaître au milieu de tout cela leurs véritables hallucinations... On leur a commandé tel ou tel acte, il ont appris telle ou telle nouvelle, et quand on cherche à savoir comment tout cela s'est fait, on arrive à découvrir qu'il n'y a eu ni illusion des sens, ni hallucination, mais tout simple-ment une fausse interprétation de certaines sensations bien réelles et nous pourrions dire bien normales » (Baillarger). Combien plus difficile encore sera la distinction lorsqu'il s'agira de faire le diagnostic rétrospectif de l'hallucination.

Il importe, enfin, de distinguer des hallucinations propre-ment dites les phénomènes décrits sous le nom de fausses hallucinations (Michéa), hallucinations psychiques (Baillarger), pseudo-hallucinations (Hagen, Kandinsky, Hoppe), hallucinations aperceptives (Kahlbaum). Il est à remarquer que ces termes ne sont d'ailleurs pas absolument équivalents. Suivant les auteurs, chacun d'eux désigne et englobe des faits différents les uns des autres.

On pourrait, d'une façon générale, les diviser en trois catégories.

Une première renferme des faits qui n'ont de l'hallucination que l'apparence, par exemple, la rêverie à l'état de veille de certains paranoiaques qui se croient en imagination dans telle ou telle position et se livrent à des dialogues sans voir ni entendre personne ; ou bien le mélange d'une conception délirante au souvenir actuel d'une perception prétendue exacte, comme chez les persécutés qui prétendent avoir été injuriés alors qu'ils se figurent seulement cela au moment même (Hagen).

Une seconde catégorie comprend les phénomènes auxquels Kandinsky réserve plus particulièrement le nom de pseudo-hallucinations. Ce sont des phénomènes participant à la fois de la représentation mentale sensorielle ordinaire et de l'hallucination, des représentations mentales vives, animées, précises, stables, spontanées, incoercibles, se rapprochant ainsi des hallucinations véritables, mais ne créant pas comme elle l'apparence d'une réalité objective. Elles manquent de ce caractère d'*extériorité* que Baillarger regardait avec juste raison comme inhérent à l'hallucination sensorielle.

Enfin, dans une dernière catégorie, plus particulièrement intéressante au point de vue de la délimitation de l'hallucination auditive, prennent place les phénomènes très spéciaux que j'ai étudiés sous le nom d'hallucinations verbales motrices, et que Kandinsky, d'ailleurs comme je l'avais fait moi-même, distingue des précédents, alors qu'ils se trouvaient confondus avec eux par d'autres auteurs sous le nom de fausses hallucinations (Michéa) ou d'hallucinations psychiques (Baillarger).

II

Notions fournies par l'observation clinique.

ANALYSE CLINIQUE DES CARACTÈRES INTRINSÈQUES DES HALLUCINATIONS
AUDITIVES, RELATIFS A LEUR CONTENU, LEUR POINT DE DÉPART, LEUR
LOCALISATION SENSORIELLE, LEUR COMPLEXITÉ. — HALLUCINATIONS ÉLÉ-
MENTAIRES, COMMUNES, VERBALES. — HALLUCINATIONS PÉRIPHÉRIQUES,
OBJECTIVES ET SUBJECTIVES, DIRECTES ET RÉFLEXES ; HALLUCINATIONS
CENTRALES ; ILLUSIONS ET HALLUCINATIONS. — HALLUCINATIONS UNI-
LATÉRALES, BILATÉRALES DE MÊME CARACTÈRE, OU DE CARACTÈRE
DIFFÉRENT, SUIVANT LE CÔTÉ AFFECTÉ. — ASSOCIATIONS ET COMBINAISONS
HALLUCINATOIRES.

L'hallucination de l'ouïe est un phénomène qui est loin
d'être toujours identique à lui-même, s'agit-il du même malade.
Aussi, est-il indispensable de passer tout d'abord en revue
les différentes variétés d'hallucinations de l'ouïe que l'analyse
clinique permet de distinguer. Sans nous occuper de leur rapport avec telle ou telle forme de troubles intellectuels auxquels
elles peuvent faire cortège, ce qui nous paraît inutile pour l'objet
de la discussion, nous nous contenterons de les examiner en
elles-mêmes, d'après leurs caractères intrinsèques, en passant
en revue successivement leur contenu, leur point de départ,
leur localisation sensorielle, leur degré de complexité.

I. — A l'état normal, les perceptions qui succèdent à une
impression auditive sont multiples. On les distingue d'ordinaire
en trois catégories.

Il y a d'abord la *perception auditive brute*, qui permet de
percevoir un son avec tous ses caractères généraux : intensité,
timbre, hauteur. Mais le son est perçu en tant que son, rien de
plus.

Un degré plus parfait constitue la *perception auditive diffé-renciée;* le son perçu est alors mis en rapport avec l'idée de l'objet qui le produit. Il éveille dans l'esprit l'idée de l'objet particulier auquel on l'attribue.

Vient enfin la *perception auditive verbale,* dans laquelle le mot prononcé à notre oreille est perçu non seulement comme son, ou assemblage de sons, mais comme sons différenciés en rapport avec l'idée de l'objet auquel il s'applique.

Ces divisions, qui sont couramment admises, peuvent nous permettre d'établir une classification correspondante des hallu-cinations de l'ouïe d'après leur contenu.

La pathologie nous a déjà prouvé que chacune des trois formes de perception des sons pouvait être altérée isolément. On a distingué ainsi la *surdité corticale* caractérisée par la perte de la perception auditive brute ; — la *surdité psychique,* qui fait perdre la faculté de rapporter un son à l'objet qui le produit : les sons sont perçus, mais non différenciés ; leur signification n'est pas comprise, pas plus que celle des mots ; — enfin la *surdité verbale* ou perte de l'audition des mots en tant qu'ils expriment l'idée d'un objet.

Des distinctions parallèles (sinon absolument identiques) peuvent être appliquées aux hallucinations de l'ouïe.

La simple analyse clinique les indique d'ailleurs tout natu-rellement ; et les malades eux-mêmes s'expriment de façons diverses sur le coutenu de leurs hallucinations.

Il en est qui disent entendre des sons, de simples bruits de nature indécise qu'ils traduisent par des onomatopées ou jugent par comparaison.

D'autres perçoivent des sons bien différenciés qu'ils rap-portent aux objets qu'ils croient les produire.

D'autres, enfin, entendent des voix articulant des mots qui représentent des idées diverses, mais déterminées.

Nous pouvons donc admettre :

Des hallucinations auditives *élémentaires* en rapport avec la perception de sons bruts, indéfinis ;

Des hallucinations auditives *communes* lorsqu'il s'agit de

bruits différenciés, rapportés à des objets déterminés (*Perceptions phantasmen* de Kræpelin) ;

Enfin, des hallucinations auditives *verbales* alors que les malades entendent des mots représentant des idées.

II. — Ces diverses formes d'hallucinations peuvent d'ailleurs avoir des points de départ différents.

A cet égard, on a aujourd'hui l'habitude de les distinguer en *hallucinations périphériques* et *hallucinations centrales.*

Les hallucinations périphériques sont celles dans lesquelles le processus hallucinatoire reconnaît à son origine une excitation de la périphérie de l'appareil sensoriel correspondant.

La cause première de cette excitation peut résider dans l'appareil sensoriel lui-même, ou se trouver en dehors du sujet, dans le monde extérieur. D'où la division des hallucinations périphériques en hallucinations périphériques *objectives* et hallucinations périphériques *subjectives*.

Ce n'est pas tout : une dernière distinction s'impose. Qu'il s'agisse d'hallucinations périphériques objectives ou subjectives, l'excitation initiale peut porter sur l'appareil sensoriel correspondant à l'hallucination, ou sur un appareil sensoriel différent. Ces hallucinations peuvent être ainsi distinguées en *directes* et *indirectes ou réflexes* (Kahlbaum).

A) *Hallucinations auditives périphériques objectives directes.* — Ces hallucinations auditives reconnaissent comme point de départ une excitation de l'appareil auditif, venue de l'extérieur. Ce caractère est d'ailleurs indépendant du contenu même des hallucinations, et s'applique aussi bien aux hallucinations élémentaires et communes qu'aux hallucinations verbales.

Ces faits d'hallucinations sont très importants à connaître et à analyser, car c'est surtout à leur propos que se pose la distinction de l'illusion et de l'hallucination.

Voici un exemple très simple. J'examinais un jour une malade de la Salpêtrière dans le cabinet du médecin. Pendant l'interrogatoire, un élève du service sort, en fermant la porte assez bruyamment. La malade tressaute, écoute tout étonnée et se retournant vers moi me dit : « Que veut donc dire M. X... ? — Comment cela ? — Tout à l'heure, en fermant la porte, je l'ai entendu très distinctement m'appeler « vieille pouilleuse ».

Qui n'a remarqué de même, au cours d'un interrogatoire, l'apparition d'hallucinations auditives de mots prononcés par des interlocuteurs imaginaires, à l'occasion des questions que l'on pose aux malades (questions d'ailleurs correctement perçues), et sans aucun rapport logique avec cette question ? Bien que plus complexe au point de vue psychologique, ce fait n'en est pas moins comparable au précédent en ce qui concerne le point de départ de l'hallucination, se rattachant à une impression auditive réelle.

Si simples que ces faits paraissent, il est toujours bon de les analyser attentivement, car on pourrait être induit en erreur.

Ainsi une jeune malade dit converser avec les oiseaux ; lorsqu'elle sort dans le jardin, leurs cris lui disent par exemple : « Tiens, voilà la petite jeune fille ». Est-ce là une hallucination comparable à celle de l'exemple précédent ? En aucune façon. Interrogée de plus près, la malade déclare ne pas entendre réellement les mots, mais elle se figure simplement que telle est la signification des cris des oiseaux. Ce n'est donc point une hallucination, mais la traduction d'un bruit réel nettement perçu en lui-même, en un mot une simple interprétation.

Autre exemple :

Une dame, persécutée, très hallucinée, se croyait poursuivie par une bande d'individus qui se réunissaient depuis quelque temps chez sa voisine. Elle disait alors les entendre parler à travers les murs, percevoir un bourdonnement de voix nombreuses quelquefois confuses, souvent très distinctes. Or, d'après la mère de cette malade, elle n'a cette idée que depuis l'installation chez sa voisine d'une machine à coudre : et sa fille ne se plaint d'entendre ses persécuteurs réunis chez la voisine que lorsque fonctionne la machine à coudre. Mais jamais la malade n'a voulu convenir de la nature exacte du bruit qu'elle enten-dait.

Si comparable que paraisse ce fait avec le premier cité, il en diffère cependant en ce qu'ici le bruit, qui détermine l'apparition des voix, n'est pas perçu de son côté tout d'abord et comme signal des voix : il devient lui-même voix.

Par là, ce fait se rapproche de ceux que l'on désigne couramment sous le nom d'illusions de l'ouïe, tel le suivant, dans lequel un persécuté, rencontrant des enfants qui s'appelaient en disant « à l'école », prétend qu'ils ont crié « il a des cornes ».

Pour mettre mieux en lumière la différence avec les faits typiques indiqués tout d'abord, je citerai un nouvel exemple de ces derniers.

J'examinais un jour au laboratoire de la Salpêtrière une persécutée au point de vue des réactions plethismographiques. Or au moment où je mis en marche un métronome adapté à l'appareil, la malade, jusque là très tranquille, déclare que ses ennemis se mettent à l'injurier en scandant leurs paroles sur chaque battement du métronome. Mais les deux faits de perception restent distincts. Les battements du métronome sont perçus d'un côté avec leur caractère exact, ils sont simplement accompagnés de la perception de syllabes prononcées en mesure par des interlocuteurs imaginaires, et aussi nettes qu'eux pour la malade.

Les deux perceptions sont aussi distinctes que celles qui se produisent chez les musiciens qui jouent une mélodie en s'aidant d'un métronome pour la rythmer exactement, sans confondre les sons de l'instrument avec les bruits du métronome.

Les faits de ce genre sont ceux qui nous paraissent le plus typiques ; et, d'après l'analyse et la comparaison des cas qui précèdent, pour qu'il y ait vraiment hallucination périphérique objective, il faut deux conditions : 1° que le bruit réel qui provoque l'hallucination ne fasse que se juxtaposer sans se confondre avec elle ; 2° que les images qu'il réveille soient extériorisées sous forme de perceptions hallucinatoires.

B) *Hallucinations auditives périphériques objectives réflexes.*
— Ces hallucinations diffèrent seulement des précédentes en ce que l'impression ou la perception initiale, au lieu d'être auditive comme l'hallucination subséquente, intéresse un autre sens, la vue par exemple.

Un homme, dit M. Ball, sujet à des hallucinations auditives demeure parfaitement tranquille dans l'obscurité ; dès qu'on apporte des lumières, des paroles grossières viennent frapper son oreille.

« Dans la rue des Batignolles, j'ai croisé un homme à cheveux gris et en passant le long de moi, je l'entends dire : « Vieux chameau »... Rue Nollet, je vois de l'autre côté du trottoir un gamin jouant à la toupie et aussitôt j'entends deux fois de suite « tas de canailles », on aurait dit que c'était lui qui le disait ».

c) *Hallucinations auditives périphériques subjectives directes.*
— Le point de départ de ces hallucinations, au lieu d'être comme tout à l'heure une impression venant du monde extérieur, est une sensation subjective de l'ouïe. L'hallucination auditive est précédée et provoquée par des bruits auriculaires divers, sifflements, bourdonnements, etc... Il n'est pas rare, en pareil cas, de constater des troubles fonctionnels ou même des lésions matérielles de l'appareil auditif.

Rappelons à ce propos que l'on a pu provoquer la perception hallucinatoire de bruits, de mots et même de phrases par l'électrisation du nerf auditif (Jolly, Chvostek).

C'est surtout dans le domaine des hallucinations auditives dites unilatérales que se rencontrent des exemples de cette catégorie. La sensation subjective n'existe que dans une seule oreille, à laquelle se trouve rapportée l'hallucination subséquente.

Mais, il ne suffit pas qu'un malade déclare « entendre des voix » à la suite de sensations subjectives, pour en conclure qu'il a des hallucinations de l'ouïe. Ainsi, dans les cas précédents, la sensation subjective peut être simplement interprétée, perçue sous forme d'illusion, suivie d'une pseudo-hallucination (non extériorisée) ou d'une hallucination verbale motrice, tout aussi bien que d'une hallucination auditive vraie.

Quand on étudie le mécanisme des hallucinations, ces détails analytiques prennent *tout de suite une certaine importance*, et il est regrettable de trouver la plupart des observations muettes à cet égard. Il en existe cependant quelques-unes qui montrent bien que ces distinctions, pour subtiles qu'elles puissent paraître, sont réellement fournies par les cas cliniques eux-mêmes.

Je me contenterai, à titre d'exemple, de rappeler un fait très soigneusement analysé par M. Régis.

« A l'état ordinaire, surtout dans le silence, le malade a constamment dans l'oreille gauche la sensation d'un sifflement continu, analogue au bruit « d'un fruit qui cuit », « d'une effervescence pas bien vive ». Or, ce sifflement est intimement lié à sa pensée, dont il suit les diverses fluctuations, se *modulant* pour ainsi dire sur elle, la reproduisant en quelque sorte objectivement, chantant l'air et *comme* les paroles, s'il vient à chanter mentalement. Il ne peut pas interrompre ce bruit, mais il peut l'accentuer s'il concentre fortement son attention, et l'atténuer s'il bouche l'oreille saine. Sa conviction est que « sa pensée se résout en un sifflement », s'échappe par un sifflement et est entendue au dehors »... A ce moment, ajoute M. Régis, « on constate très visiblement que ses lèvres remuent et se livrent à des mouvements d'articulation muette ».

Le malade, croyant que « sa pensée se résout en sifflement » pour être entendue au dehors, a-t-il réellement une hallucination verbale auditive à point de départ subjectif, auriculaire. Si évident que cela semble au premier abord, cela n'est cependant pas, si l'on se reporte aux détails précis de l'observation. D'ailleurs, M. Régis note lui-même expressément « que son malade n'a jamais eu d'hallucinations psycho-sensorielles, au moins complètes »; et c'est, à mon avis, à juste titre qu'il interprète les phénomènes relatés ci-dessus comme des hallucinations verbales motrices complexes, provoquées par une sensation auriculaire subjective à laquelle elles restent étroitement associées, et qui leur sert d'explication dans l'esprit du malade.

D) *Hallucinations auditives périphériques subjectives réflexes*. — Le point de départ, tout en restant subjectif, n'est plus auriculaire.

J'examinais un jour une persécutée au point de vue des temps de réaction. A chaque attouchement de la peau, elle entendait distinctement le mot « araignée ».

On a observé des faits analogues chez des individus en pleine santé. Muller nous apprend que le célèbre micrographe Henle présentait cette particularité individuelle qu'en se passant légèrement le doigt sur la joue, il excitait un bruissement dans l'oreille. M. Ball dit avoir constaté le même phénomène chez un de ses élèves, mais chez ce jeune homme il n'existait que d'un seul côté.

M. Féré a publié un cas d'hallucination unilatérale de l'ouïe coïncidant avec une névralgie du trijumeau, avec éruption de zona sur certaines branches du nerf.

Voici d'ailleurs une observation de M. Magnan, des plus intéressantes en l'espèce, où l'on retrouvera des exemples relatifs aux faits divers que nous venons de passer en revue :

« Ce que les hallucinations de l'ouïe chez cette malade présentent de singulièrement remarquable, c'est qu'elles peuvent être éveillées par toute excitation portée sur les organes des sens ou de la sensibilité générale.

« Lorsqu'elle regarde quelqu'un ou quelque chose, une voix décrit chacun des détails que sa vue remarque. Si elle observe une personne, la voix dit : « Il est grand, sa bouche est moyenne, ses cheveux sont noirs, sa barbe longue, etc... ». Lorsqu'on lui présente du papier blanc, la voix dit : « Le papier est blanc ». Apercevant dans la salle un militaire porteur d'épaulettes, aussitôt elle s'écrie : « Tiens ! la voix dit rouge, épaulettes rouges », puis regardant la ceinture, elle ajoute : « La voix dit noir, ceinturon noir ». Quand elle lit, la voix répète chaque phrase de la lecture.

« Le timbre de la pendule, le grondement du tonnerre, le roulement d'une voiture, scandent des paroles. Tantôt c'est un salut : « Bonjour, Robertin ; bonjour, Léocadie ! »; tantôt un com-

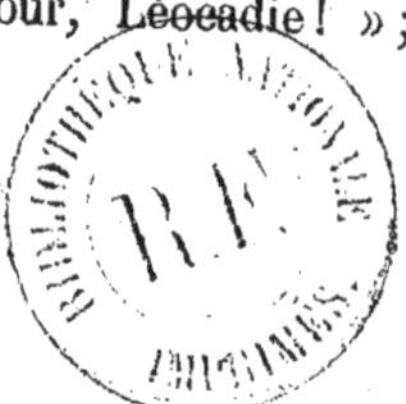

pliment. Des bruits de pas récitent des prières. Lorsqu'elle croque du sucre, quand elle mange un biscuit qu'on vient de lui donner, la voix s'écrie, suivant le rythme des mouvements maxillaires : « Il faut remercier ». Lui fait-on goûter diverses substances, à chacune d'elles elle entend dire, suivant la saveur exacte de la substance : « sucré, salé, amer, etc... »

« Il en est de même pour l'odorat. Ici, cependant, il s'est produit un fait curieux : comme on lui présentait un flacon de camphre : « C'est une odeur que je connais », dit-elle hésitante, puis tout à coup : « La voix dit camphre ! » et *un instant* après, elle reprend : « En effet c'est du camphre ! »

« Un simple choc, un attouchement, un pincement de la peau font aussitôt parler la voix. Dans le jardin, le vent qui lui souffle sur le visage » apporte » la voix. Quand elle éprouve une douleur, un malaise, une colique, la voix lui indique le siège du mal.

« Les représentations mentales agissent comme les excitations sensitivo-sensorielles. Nous avons vu les souvenirs de sa vie passée répétés par la voix ; de même quand elle songe, par exemple, aux objets qu'elle a dans la poche, la voix les énumère et en donne la description.

« Ainsi les images visuelles, auditives, olfactives, gustatives, les sensations tactiles, musculaires, etc... venant impressionner leurs centres respectifs, deviennent aussitôt des excitations suffisantes pour provoquer l'éclosion d'une image verbale dans le centre auditif. Cette image sort même automatiquement, avant que l'idéation ait pu se faire, que la représentation mentale correspondant, par exemple, à la synthèse « camphre » ait eu le temps de s'effectuer. Elle sent, elle voit, et aussitôt le mot *camphre* éclate à son oreille ; un *instant après* seulement s'opère la reconnaissance et le classement. Effet, sans doute, à la fois de l'éréthisme extrême du centre auditif et de la lenteur de certaines associations par affaiblissement de l'intelligence. »

E) *Hallucinations auditives centrales.* — Existe-t-il des hallucinations purement centrales, c'est-à-dire n'ayant comme point de départ aucune excitation périphérique objective ou subjective ? Le fait est contesté. Nombre d'auteurs admettent que les hallucinations exigent toujours, pour se produire, une sensation venant mettre en mouvement le mécanisme automatique des centres nerveux (Ball). « Dans la grande majorité des cas d'hallucination, il est impossible de prouver qu'il n'y ait pas la moindre parcelle d'action extérieure contribuant à produire l'effet. Il est même présumable qu'un grand nombre d'hallucinations, sinon toutes, ont pour base quelque fait. Ainsi l'aliéné qui projette au dehors ses pensées intérieures sous la forme de voix extérieure a peut-être, pour ce que nous en savons, été poussé en partie à le faire par de faibles impressions venues de l'oreille et résultant des stimulations légères auxquelles cet organe est toujours exposé, même au milieu d'un profond silence, et qui, chez lui, prennent une intensité exagérée. » (J. Sully).

La remarque est évidemment fondée. Mais bien qu'il soit difficile de démontrer absolument qu'une hallucination de l'ouïe ne soit pas la conséquence d'une impression réelle quelconque, il est des cas où cette dernière échappe à notre investigation et où l'hallucination peut être dite centrale.

L'existence de telles hallucinations n'a rien qui répugne à l'esprit. Si elle est difficile à prouver pour l'ouïe, on peut cependant conclure à sa réalité de ce qu'on observe pour la vue. L'existence d'hallucinations visuelles centrales paraît bien réelle, si l'on se reporte par exemple aux observations dans lesquelles on les voit faire cortège à des convulsions épileptiformes, et aussi aux faits si intéressants d'hallucinations hémiopiques homonymes. La clinique et l'expérimentation psychologique montrent aussi qu'il existe tout une catégorie d'hallucinations visuelles absolument différentes de celles qui reconnaissent une origine périphérique.

Les hallucinations auditives centrales peuvent dépendre de causes différentes.

Tantôt elles sont en rapport avec des lésions organiques diverses intéressant l'écorce cérébrale directement (tumeurs cérébrales, foyers de ramollissement...) ou indirectement (lésions des méninges, des os du crâne...).

Dans les cas où l'on ne soupçonne pas l'existence de lésions cérébrales, on peut quelquefois cependant invoquer d'une façon plausible l'action sur les éléments nerveux d'agents toxiques ou infectieux (délires toxiques, infectieux) ou de troubles de la nutrition (psychoses asthéniques). Mais bien des fois aussi ces hypothèses même font défaut. On reste dans l'ignorance la plus complète du trouble pathologique qui détermine l'hallucination centrale ; et l'on est forcé de se rejeter sur l'intervention de causes psychiques, que l'hallucination soit le produit de l'automatisme cérébral, ou encore l'aboutissant extrême d'un système d'idées délirantes (Hallucinations d'origine intellectuelle).

Pour terminer ce chapitre, nous attirerons l'attention sur un dernier point.

Dans l'énumération précédente, figurent des faits qui seraient désignés, suivant les auteurs, tantôt sous le nom d'illusions, tantôt sous le nom d'hallucinations.

La limite, en effet, est bien difficile à tracer et bien des opinions ont cours à ce sujet.

Il y a d'abord l'ancienne division, telle que l'a établie Esquirol, d'après laquelle toute perception pathologique ayant un point de départ réel serait une illusion.

Aujourd'hui, bien que l'on continue encore à parler d'illusions et d'hallucinations, leur distinction ne repose pas sur le même principe ; et d'ailleurs, il y a bien des manières de voir différentes à cet égard.

L'opinion la plus courante, c'est que tous les phénomènes de perception pathologique, quels qu'ils soient, ayant un point de départ objectif, sont des illusions. Du moment que le point de départ est subjectif, vînt-il de la périphérie, on a affaire à une hallucination (Tamburini).

D'autres auteurs étendent ou restreignent beaucoup plus le domaine de l'hallucination.

Pour les uns, M. Binet par exemple, le terme illusion ne doit désigner que les erreurs sensorielles physiologiques ; et l'erreur sensorielle pathologique est une véritable hallucination.

Par suite, les hallucinations périphériques objectives ou subjectives deviennent un chapitre important de l'hallucination.

Inversement, d'autres auteurs n'admettent comme véritables hallucinations que celles d'origine centrale ; les autres, périphériques objectives ou subjectives, n'étant que des illusions (Koch).

Il en est même qui vont encore plus loin, et pensent que bien des hallucinations dites centrales ne sont en réalité que des illusions (Joffroy).

A quelle opinion se ranger ? Il me semble évident que les phénomènes distingués sous les noms d'illusions et d'hallucinations n'offrent vraiment pas au fond de différence de nature, et ne sont que des variétés d'un même trouble pathologique. Aussi leur délimitation est-elle extrêmement délicate, surtout pour l'ouïe.

« La distinction entre l'illusion auditive et l'hallucination auditive est particulièrement difficile, parce qu'en général on ne sait pas au juste si on a entendu réellement un son : l'acoustique des maisons est mal connue et l'origine des sons est difficile à contrôler, puisqu'ils se transmettent à travers des obstacles qui ferment la vue. Si on a si souvent l'hallucination de s'entendre appeler par son nom, c'est parce que chacun instinctivement s'attend à ce qu'on l'appelle et est prêt à répondre. »

Aussi, *en théorie*, peut-on légitimement faire rentrer les illusions dans le cadre général des hallucinations, à la condition qu'elles figurent dans une classe à part, celle des hallucinations périphériques.

Néanmoins, les perceptions pathologiques qui succèdent à une impression périphérique, objective ou subjective, n'étant pas toutes absolument identiques, comme le prouvent quelques exemples cités plus haut, il y aurait peut-être intérêt, *en pratique*, à conserver pour elles l'ancienne division des illusions et des hallucinations.

Les différentes hallucinations que nous venons de passer en revue offrent-elles des caractères, en rapport avec leur point de départ, et permettant de les distinguer entre elles ?

Cette recherche a été tentée déjà en ce qui concerne les hallucinations visuelles.

Ainsi M. Binet admet que les hallucinations visuelles produites par une cause objective sont fixes dans l'espace, dédoublées par la pression oculaire, déviées par le prisme, supprimées par l'occlusion des yeux ou un écran, bilatérales, ne suivant pas le regard. — Les hallucinations produites par une sensation subjective se déplacent avec le regard, sont unilatérales à l'occasion, et manquent des autres caractères ci-dessus indiqués. Dans les hallucinations d'origine centrale, on noterait l'absence de tous les caractères positifs déjà énumérés.

Parallèlement, les hallucinations auditives offrent-elles des caractères analogues ? La plupart des observations manquent de renseignements à cet égard. D'ailleurs, ces caractères sont de constatation beaucoup plus difficile que pour la vue ; et il faut toujours tenir compte de l'élément intellectuel, qui entre en jeu dans l'hallucination de l'ouïe beaucoup plus que dans celle de la vue. Les indications que l'on serait tenté de rechercher dans certaines habitudes des hallucinés de l'ouïe sont bien contradictoires. On voit souvent des malades se boucher les oreilles par divers procédés, espérant ainsi se soustraire à leurs hallucinations. Théoriquement cette pratique devrait supprimer les hallucinations de cause objective et rester inefficace contre celles de cause subjective. Or, il n'en est rien. Chez certains malades ayant des hallucinations centrales ou périphériques subjectives, l'occlusion des oreilles fait cesser quelquefois l'hallucination, ou plus souvent l'atténue. Elle perd alors son caractère d'extériorisation et se transforme en pseudo-hallucination. Il est vrai que l'on peut toujours en pareil cas invoquer l'action d'un élément objectif indéfini dont la non existence est bien difficile à prouver. Dans les hallucinations de cause objective, c'est souvent à cette dernière que le malade s'en prend pour agir sur ses hallucinations.

Une persécutée entend le tic-tac de sa pendule répéter le mot « coquine, coquine ». Aussi arrête-t-elle le mouvement de toutes les pendules et les place-t-elle dans les positions les plus invraisemblables pour les réduire au silence.

Il semble que ce soit là une preuve évidente de l'action d'une cause objective.

Mais il est bon de rappeler qu'en pareil cas les malades peuvent obtenir un résultat identique par un procédé tout autre.

Aussi une dame, également injuriée par sa pendule, l'a fait taire en maintenant auprès d'elle des bougies allumées, parce qu'elles remédient « au froid que les ennemis jettent sur le balancier ».

Hammond a rapporté le cas d'un homme qui entendait de l'oreille *gauche* des mots et des phrases pendant le tic-tac de la pendule. L'acuité auditive des deux oreilles était égale. S'il fermait l'oreille *droite*, les hallucinations disparaissaient.

Ces derniers exemples nous montrent l'importance de l'élément intellectuel dans l'hallucination de l'ouïe, alors même qu'elle est provoquée par une sensation auditive réelle.

III. — L'hallucination auditive, quelle que soit celle des variétés précédentes à laquelle elle appartienne, doit encore être envisagée à un autre point de vue, que j'appellerai, faute de mieux, la localisation sensorielle.

(Je laisse de côté en ce moment la localisation dans le monde extérieur.)

Les bruits, les paroles que l'halluciné dit entendre peuvent être perçus par les deux oreilles, comme dans l'audition normale. L'hallucination est *bilatérale*.

D'autres fois, la perception hallucinatoire n'intéresse, au dire des sujets, qu'une des moitiés symétriques du sens de l'ouïe, elle ne se fait que par une seule oreille. C'est l'hallucination *unilatérale* ou *dédoublée* de Michéa.

Cette unilatéralité présente d'ordinaire, mais pas toujours, un caractère remarquable. Je rappellerai que ces hallucinations unilatérales ont souvent un point de départ périphérique subjectif, se rattachant quelquefois à des lésions matérielles de l'oreille. Or, la perception de l'objet imaginaire peut différer de celle des objets réels. Cette dernière conserve, autant que l'état des organes sensoriels le permet, sa forme naturelle c'est-à-dire bilatérale, tandis que la perception hallucinatoire prend la forme unilatérale, ordinairement du côté de l'appareil sensoriel atteint dans son fonctionnement. Si bien qu'un halluciné de ce genre, sourd d'une oreille, pourra entendre les bruits réels du côté sain, et les bruits hallucinatoires du côté où il est sourd.

Enfin, il est d'autres cas que l'on peut rapprocher des hallucinations unilatérales ; ce sont ceux dans lesquels il s'agit d'hallucinations bilatérales, mais de caractère opposé suivant le côté affecté. Par exemple, un malade entendra des injures par une oreille, tandis que du côté opposé il entendra des paroles élogieuses ou consolantes.

On a signalé certains cas un peu différents qu'il n'est pas inutile de rappeler ici au point de vue de l'interprétation du phénomène. Ce sont ceux dans lesquels les hallucinations ne diffèrent que par le timbre des bruits ou des voix entendus dans chaque oreille. On a noté alors des altérations dans une seule oreille. Dans ces hallucinations, d'origine périphérique, les deux sons perçus en même temps ne vibrant plus à l'unisson paraissent doubles et entraînent ainsi le dédoublement de l'hallucination (Mairet). C'est un mécanisme analogue à celui qui produit le dédoublement de l'hallucination visuelle par la pression oculaire.

IV. — Jusqu'ici nous n'avons envisagé que l'hallucination auditive pure, à l'état de simplicité parfaite.

Mais il est des cas plus complexes. Alors l'hallucination auditive ne constitue plus qu'un élément d'un épisode hallucinatoire, à titre d'*association* ou de *combinaison*.

A) *Associations hallucinatoires*. — Les hallucinations associées sont celles qui, tout en différant de siège et d'objet, ont un lien *direct* entr'elles, et, bien que *différentes*, peuvent s'évoquer et s'associer réciproquement.

Ces associations peuvent se faire de différentes manières : entre hallucinations communes ; entre hallucinations communes et verbales ; entre hallucinations verbales.

Voici un exemple d'hallucinations communes associées entre elles. Une de nos malades nous dit avoir entendu un gros boum, et de suite après, avoir senti des odeurs d'eau croupie ; ce que nous pouvons traduire en disant qu'elle a eu une hallucination auditive élémentaire et une hallucination de l'odorat qu'elle spécifie et rapporte à un objet déterminé. Or, ces deux hallucinations, qui d'une part n'ont pas trait au même objet, ont d'autre part entre elles plus qu'un rapport de simple coexistence : elles sont associées entre elles ; et dans l'esprit de la malade, l'une est comme le signal de l'autre.

Autre exemple : Le vendredi à 7 heures du matin, dit la malade, j'entends une espèce de boum. On aurait dit, monsieur, que ce boum venait sur le toit, aussitôt on s'est mis à scier du bois très fort et j'ai senti l'odeur de la pisse de chat.

Ici, en plus de l'hallucination auditive élémentaire, il y a une hallucination auditive commune, rapportée à un objet déterminé, et provoquant l'hallucination olfactive également spécifiée par la malade. Il s'agit, dans ce cas, d'une sorte d'association d'idées différentes, réveillées par l'une quelconque de leurs images respectives, devenant assez vive pour s'extérioriser sous la forme hallucinatoire.

Mais, ce qu'il importe bien de spécifier afin d'établir une distinction avec des cas que nous verrons plus loin, *c'est que les images hallucinatoires ont trait chacune à des objets différents.*

Et cela est si vrai, que dans certains cas ces hallucinations communes associées peuvent être de sens opposé, antagonistes.

D'autres fois, il s'agit d'hallucinations communes associées à des hallucinations verbales.

On peut dire d'une façon générale que tous les modes d'association de ces diverses hallucinations sont possibles et même ont été observés en clinique. Je me contenterai de rappeler qu'on peut les diviser en deux catégories, suivant que les hallucinations intéressent le même sens ou des sens différents.

Voici un fait d'hallucinations auditives, communes et verbales, associées.

« Dimanche 22, vers 8 heures du soir, j'entends comme un miaulement de chat et ensuite parler beaucoup et vite « ce soir, il y aura une grande représentation » et aussitôt « cococotte, cococotte » ; je ne me souviens plus si on a fini par « cocorico » comme le chant du coq. »

Dans le cas suivant, les hallucinations communes et verbales ont une localisation sensorielle différente :

« Je voyais dans ma chambre un gros loulou noir descendre d'une espèce de brouette au pied de mon lit ; puis derrière plusieurs personnes, et un individu parlant beaucoup ; je l'ai entendu dire plusieurs fois de suite « il faut aller au cimetière ».

Sans m'attarder à citer de nombreux exemples analogues, je me contenterai d'un seul, où les associations hallucinatoires sont très nombreuses.

« Pendant vingt minutes, raconte une malade, *j'entends* mes meubles craquer (hall. auditive élémentaire). Un peu après, je *vois* dans une grande clarté Satan avec ses cornes (hall. visuelle commune) agissant et disant comme une vraie voix (hall. verbale auditive) : « Je retournerai ton corps de telle manière que « tu feras ce que tu ne veux pas faire ». Je ne puis vous dire ouvertement ce que j'ai ressenti alors et que vous comprenez bien sans doute (hall. génitale), puis j'ai senti comme une grosseur à l'entrée de la matrice et de grandes secousses dans le ventre (tr. de la sensibilité générale). »

Enfin, les associations se font entre hallucinations verbales.

Ces hallucinations verbales peuvent être toutes de même nature, auditives par exemple.

C'est le cas des malades, par exemple, qui, au lieu de mots ou de phrases isolés, entendent leurs voix tenir une véritable conversation.

Tantôt cette conversation se fait dans le même sens, ou

bien les voix sont dialoguées et s'opposent pour ainsi dire l'une à l'autre. C'est ce que Morel avait appelé la *double voix*. Dans un mémoire sur l'antagonisme des idées délirantes, nous avons rapporté de nombreux exemples de cette catégorie. Dans la majorité des cas, la malade perçoit par les deux oreilles toutes les hallucinations, fussent-elles antagonistes.

Une persécutée entend « des femmes de persécution, méchantes et ignorantes, qui l'appellent salope, coquine, putain » et il y en a d'autres qui la consolent, lui disant de ne pas les écouter, de ne pas faire attention.

Il est d'autres cas, plus rares, où les hallucinations antagonistes se cantonnent dans une oreille, chacune de leur côté.

Une malade entend les voix de deux esprits qui lui parlent : le bon esprit lui parle du côté droit, lui donne de bons conseils, l'exhorte au bien, etc... Sa voix ressemble, comme timbre, à celle de son fils. Le mauvais esprit lui dit du côté gauche tout le contraire de l'autre, l'engage à mal faire, à détester ses enfants, etc., etc., sa voix ressemble à celle de sa fille.

L'antagonisme n'existe pas seulement entre hallucinations verbales de même nature, mais il peut s'établir entre hallucinations verbales, motrices et auditives.

J'ai déjà publié le cas d'une persécutée chez laquelle « l'attaque », se produisait par l'intermédiaire des hallucinations verbales auditives, les motrices représentant le côté défense.

Une autre est poursuivie par les Injecteurs qui lui disent à l'oreille toutes sortes d'injures. Mais une petite voix intérieure qui part de l'estomac la met en garde en lui disant par exemple : « On cherche à t'empoisonner, ma mère ». Cette petite voix lui fait remuer la langue et ouvrir les lèvres : elle comprend aux mouvements de la langue.

Il s'agit dans ces cas d'hallucinations verbales diverses, non seulement coexistantes, mais reliées entre elles par des associations directes et présentant ce caractère capital, que chacune d'elles a trait à des mots ou phrases *différentes*, de même que les hallucinations communes associées avaient trait chacune à des idées différentes.

B) *Combinaisons hallucinatoires.* — Dans les cas suivants il ne s'agit plus d'associations entre hallucinations ayant trait à des choses ou des phrases différentes, mais de véritables combinaisons hallucinatoires relatives à un *même* objet, aux *mêmes* paroles.

On peut admettre, en effet, en clinique, qu'il n'y aura combinaison *proprement dite* qu'autant que les hallucinations sont de même nature, soit communes, soit verbales. Toutefois, il ne faut pas oublier qu'il peut y avoir combinaison entre hallucinations communes et verbales, lorsqu'elles sont relatives à une même idée, puisque le mot n'est que le signe sensible de l'idée. Mais ces derniers cas sont souvent difficiles à distinguer en clinique des hallucinations associées, par suite du manque de précision d'un des deux éléments.

Je n'insisterai pas sur les cas de combinaison entre hallucinations communes.

Une malade se plaint un jour d'avoir entendu chez elle trois détonations « comme des fusées de feu d'artifice et en même temps d'avoir senti le soufre ».

Des faits du même genre ne sont pas rares chez les persécutés à idées d'empoisonnement, qui trouvent à leurs aliments un goût et aussi une odeur particulière.

Il s'agit là d'hallucinations combinées en ce sens qu'elles n'ont trait qu'à un seul objet, dont elles intéressent en même temps plusieurs images constitutives différentes.

Elles se distinguent ainsi des hallucinations communes isolées, qui ne font que réveiller l'idée d'un objet en intéressant seulement *une* quelconque de ses images ; et, d'un autre côté, des hallucinations communes associées intéressant bien plusieurs images, mais relatives chacune à des objets différents.

Mais c'est surtout dans le domaine des hallucinations verbales que se rencontrent ces combinaisons hallucinatoires.

Les hallucinations verbales combinées sont celles dans lesquelles le malade perçoit *un même mot* ou *une même phrase* en même temps à l'aide de plusieurs images verbales, revêtant la forme hallucinatoire, et c'est ainsi qu'elles se distinguent des cas que nous avons examinés tout à l'heure.

Les plus fréquentes sont celles qui résultent de la mise en jeu des deux images, auditive et motrice d'articulation.

Dans les cas d'hallucinations verbales auditives et motrices combinées, il y a lieu de distinguer plusieurs variétés.

Dans différents travaux sur les hallucinations verbales, j'ai souvent fait remarquer que certains aliénés ayant des hallucinations motrices, entendaient cependant réellement ; et cette considération m'avait amené à diviser ces hallucinations en hallucinations verbales motrices pures et en hallucinations motrices comprenant en même temps un élément sensoriel, étant ainsi à la fois et dans des proportions diverses auditives verbales et motrices.

J'ai insisté déjà à différentes reprises sur cette distinction et rapporté un certain nombre d'exemples à l'appui. Ce point particulier a été repris depuis d'une façon plus spéciale en Italie par Piéraccini.

Dans une observation de M. Charcot, un malade qui avait des voix intérieures et extérieures sentait sa langue se mouvoir malgré lui au moment où parlait la voix intérieure. Or, le malade, en même temps que sa langue remuait, entendait sa voix intérieure qui avait moins de timbre que l'extérieure.

M. Régis a rapporté aussi deux observations analogues.

Chez une de mes malades, la voix épigastrique résonne aussi à l'oreille : un jour qu'elle allait communier, la voix épigastrique a dit « grosse saleté » et en même temps elle l'a entendue.

Un autre disait que « sa voix labiale retentit à l'oreille comme une voix chuchotée ».

Chez une autre, les voix intérieures se répercutent parfois jusque dans l'oreille et alors c'est, dit-elle, comme une voix pincharde », mais elles sont toujours en elle.

Il n'est pas toujours facile de déterminer laquelle des deux images hallucinatoires entraîne la mise en jeu de l'autre. Etant donné la prépondérance naturelle de l'image auditive, on pourrait supposer *a priori* que c'est par elle que débute le processus

     J. SÉGLAS

hallucinatoire. Mais les faits pathologiques ne semblent pas toujours justifier cette manière de voir.

Souvent, en effet, il semble que ce soit l'image motrice qui réveille l'image auditive. En tout cas, cette dernière est moins nette ; le malade la distingue parfaitement des images analogues se rattachant à des hallucinations auditives vraies ; souvent même elle reste à l'état de pseudo-hallucination (dans le sens attribué à ce terme par Kandinsky).

Il est d'autres faits où le processus hallucinatoire paraît suivre une marche inverse.

Entr'autres exemples, je citerai le cas d'une malade de M. Breitman que des voix tourmentent en la forçant d'employer des mots grossiers. Les voix, d'hommes ou de femmes, lui dictent les paroles qu'elle ne peut se retenir de répéter.

Les faits de ce dernier genre constituent comme une sorte *d'écholalie hallucinatoire*.

Mais il est des cas plus compliqués. Le même auteur a rapporté aussi l'histoire d'une aliénée qui proférait des mots obscènes, parce que des voix venues à travers les murs le lui ordonnent et les lui soufflent à l'oreille. Quand cela la prend, elle sent sa langue qui se meut dans sa bouche malgré sa volonté. Des personnes méchantes la lui tirent par des fils invisibles et les mots partent malgré elle. De plus, non seulement on la force à dire les mots à haute voix, mais encore dès qu'elle les a prononcés, elle les entend répéter.

Ici l'hallucination comporte la combinaison de trois images verbales, une première image auditive qui, après avoir réveillé l'image motrice correspondante, réapparaît à nouveau sous l'action en retour de cette dernière.

Les cas d'hallucinations combinées des deux dernières catégories doivent être distingués des suivants qui peuvent être désignés du nom de *parole involontaire et inconsciente*.

Lorsqu'une pensée se formule à l'aide des images motrices d'articulation, les mouvements spéciaux qui en résultent peuvent être volontaires et conscients, c'est l'état normal ; ils peuvent être aussi involontaires et conscients, comme cela se produit dans la plupart des cas d'hallucinations motrices ou d'impulsions verbales. Enfin, les mouvements déjà involontaires peuvent devenir en plus inconscients. Cela n'a rien de surprenant, lorsqu'il s'agit de mouvements peu accentués, comme chez certains hallucinés moteurs. Mais, fait le plus curieux, cette inconscience peut persister alors même que les mouvements sont assez intenses pour que la parole soit réellement articulée. Que la voix soit basse ou haute, elle a toujours assez de timbre pour pouvoir frapper l'oreille de l'observateur et du sujet lui-même. Celui-ci a une sensation auditive bien réelle, tout à fait différente des perceptions sensorielles des hallucinés ; alors il méconnaît sa propre voix, et attribue à d'autres personnes les paroles qu'il a prononcées lui-même et qui ont frappé son oreille.

Baillarger a cité un fait de ce genre et nous en avons rapporté nous-même un semblable, observé chez une jeune fille internée à la Salpêtrière. Elle se tient ainsi une conversation à elle-même, répondant à des personnages imaginaires qu'elle est persuadée avoir entendus alors qu'elle seule a parlé à haute voix sans en avoir aucune conscience. On a beau lui assurer qu'on a entendu sa voix, qu'on a vu ses lèvres remuer, elle se défend énergiquement d'avoir parlé autrement que pour répondre à ce qu'elle a entendu.

Ce phénomène est absolument semblable à un autre plus commun et mieux connu, l'écriture involontaire et inconsciente. Les considérations précédentes suffiront à le distinguer des hallucinations verbales motrices et auditives combinées.

Mais les combinaisons hallucinatoires ne se limitent pas aux images auditives, verbales et motrices d'articulation ; elles peuvent intéresser aussi les images visuelles des mots.

Une mélancolique que nous avons longtemps observée entendait des voix lui dire par l'oreille : « Maudite », et elle voyait alors ce mot écrit sur la porte ou le mur.

Il est des cas, d'ailleurs, dans lesquels l'hallucination verbale visuelle ne pourrait s'expliquer, si elle restait à l'état simple. Ce sont ceux dans lesquels le malade ne sait pas lire.

Pieraccini rapporte un fait relatif à une malade qui avait ainsi des hallucinations visuelles de caractères écrits, ayant la signification d'avertissements célestes qu'elle comprenait très bien; cependant elle ne savait pas lire du tout, et ne connaissait que ses lettres.

Malgré les affirmations de la malade, disant que ce phénomène n'était accompagné d'aucune espèce de voix extérieure ou intérieure, l'auteur pense ne pouvoir l'expliquer qu'en admettant l'intervention simultanée d'autres images verbales, probablement les auditives. Si l'on veut admettre avec Wernicke, Lichtheim, etc., que les diverses fonctions du langage sont absolument subordonnées à celles du centre auditif verbal, cette explication est possible. Mais, en tout cas, elle n'est pas démontrée péremptoirement. Il est à remarquer, en effet, que cette malade avait d'autre part des hallucinations motrices. Dès lors, ne pourrait-on pas, dans ses hallucinations, admettre plutôt, comme cela existe chez certains malades, l'intervention de l'image motrice d'articulation, qui a avec l'image visuelle des rapports tout aussi étroits que l'image auditive (Ferrier). Ou bien, ce qui est plus probable, s'agissait-il d'une interprétation délirante banale, comme chez les malades qui ne savent pas écrire et qui attribuent cependant un sens aux caractères informes qu'ils tracent.

Parmi les hallucinations verbales, figure encore la variété graphique.

Les hallucinations graphiques, d'ailleurs moins fréquemment observées que les autres, n'ont guère été constatées à l'état simple. Dans un seul cas, que j'ai rapporté autre part, je n'ai pu saisir la combinaison d'autres images verbales hallucinatoires.

Dans tous les autres, les hallucinations graphiques se montrent à l'état de combinaisons ; ce qui n'a rien de surprenant, les images graphiques s'acquérant les dernières et étant ainsi sous la dépendance des autres images verbales.

Cette combinaison se fait quelquefois avec une hallucination verbale auditive, comme chez un malade de M. A. Marie, qui écrivait malgré lui sous la dictée de ses persécuteurs.

Je n'ai pas ici à m'occuper des autres variétés d'hallucinations verbales combinées.

III

Physiologie pathologique.

LES DIFFÉRENTES THÉORIES DE L'HALLUCINATION : THÉORIE PÉRIPHÉRIQUE OU SENSORIELLE, THÉORIE DE L'ORIGINE INTELLECTUELLE, THÉORIES PSYCHO-SENSORIELLES, THÉORIES PHYSIOLOGIQUES. — RÔLE DES CENTRES CORTICAUX DANS LA PRODUCTION DE L'HALLUCINATION ; QUELQUES FAITS ANATOMO-CLINIQUES ; RÉSUMÉ DE CETTE THÉORIE.

La détermination de la genèse et du siège des hallucinations est sans contredit une des questions de la psychiatrie qui ont donné lieu aux discussions les plus nombreuses.

Je n'entreprendrai point d'énumérer, et encore moins de discuter, toutes les théories émises à cet égard.

Je me contenterai de rappeler que les différentes théories scientifiques de l'hallucination, considérées dans leurs lignes principales, abstraction faite des variations de détail introduites par chaque auteur, peuvent être réduites à quatre grandes catégories.

I. — THÉORIE DE L'ORIGINE PÉRIPHÉRIQUE OU SENSORIELLE. — D'après cette théorie, les hallucinations partiraient des appareils sensoriaux périphériques et reconnaîtraient comme cause première une irritation des expansions terminales des nerfs sensoriaux. C'est la théorie la plus ancienne, de Plater, Sauvages, Darwin, Poujol, etc...

II. — THÉORIE DE L'ORIGINE INTELLECTUELLE (Esquirol, Leuret, Lelut, J.-P. Falret, Brière de Boismont, Delasiauve, Buchez

Peisse, Parchappe, Macario, Reil, Neumann, Griesinger, etc...).
— L'hallucination s'accomplit indépendamment des sens ; c'est
un phénomène d'ordre purement cérébral ou psychique, un
simple fait d'idéation, le plus haut degré de la transformation
sensoriale des idées (Lelut), le même phénomène de la représentation mentale ordinaire, porté à un degré de vivacité, de
fixité tel qu'il réalise les conditions physiologiques et phsychiques
de la sensation normale, et par conséquent, impose comme
celle-ci au sujet la croyance à l'existence actuelle, réelle et
extérieure de l'objet (Peisse).

III. — Théorie mixte ou psycho-sensorielle. — Cette
théorie, beaucoup plus compliquée que les précédentes, présente
de nombreuses différences suivant les auteurs. Laissant de côté
les nuances particulières, on peut distinguer parmi ses partisans
deux groupes principaux. Les uns admettent l'existence d'hallucinations d'origine périphérique et sensoriale, et d'hallucinations d'origine intellectuelle, centrale (Cullen, Foderé, Calmeil,
Michéa et la plupart des auteurs modernes). Les autres regardent
comme nécessaire à la production de toute hallucination proprement dite la double intervention de l'intelligence et des appareils sensoriels (Baillarger, Marcé, Motet, Morel, Ball, Descourtis, Dagonet, etc...).

Il est à remarquer d'ailleurs que le rôle des sens est envisagé d'une façon quelque peu différente. Tandis que pour certains,
l'hallucination reconnaît à son origine une excitation de l'organe
sensorial, pour les autres son intervention résulterait seulement
de l'extériorisation de l'hallucination.

IV. — Théories physiologiques. — Elles s'appuient toutes
sur l'existence dans la masse encéphalique de certains points où
aboutissent les nerfs sensoriaux, qui y conduisent les impressions pour être transformés en perceptions. C'est de ces centres
sensoriaux véritables que partiraient les hallucinations.

D'abord très vagues, ces théories ont pris de plus en plus de précision avec les progrès de l'anatomie et de la physiologie cérébrales.

Très nombreuses, plus ou moins compliquées, elles peuvent, malgré des variations de détail, se classer encore en deux grands groupes, suivant la localisation attribuée aux centres sensoriels.

Dans le premier, le rôle principal est dévolu aux couches optiques, ou, d'une façon plus générale, aux centres sensoriels infra-corticaux.

Déjà en germe dans des écrits de Foville, Bergmann, Audiffrent, Hagen, Kahlbaum, Hoffmann, Leidesdorf, Wirchow, Jolly, etc..., cette théorie a pris avec les études de Luys, Ritti, Poincaré, Hammond, une forme plus précise sinon indiscutable. Elle repose en effet sur l'attribution aux couches optiques de fonctions sensorielles, opinion reconnue aujourd'hui inexacte.

Parmi les théories qui règnent actuellement dans la science, il en est qui ne diffèrent guère de la précédente que par l'attribution aux centres infra-corticaux, ganglionnaires, du rôle dévolu par Luys aux couches optiques (Schrœder van der Kolk, Krafft Ebing, Meynert, Kandinsky, Koch...).

Il m'est impossible d'examiner successivement en détail toutes ces théories avec les modifications introduites par chaque auteur. Ce serait sans nul doute une revue curieuse, mais peut être sans grande utilité. D'une façon générale, outre leur complication et le nombre considérable d'hypothèses qu'elles mettent en jeu malgré leur apparence d'exactitude physiologique, la principale objection que l'on peut faire à ces théories, c'est d'attribuer un rôle trop considérable aux centres infracorticaux dans la production des hallucinations.

En admettant même que ce soient là des centres primaires d'élaboration des impressions sensorielles, il est impossible de placer directement sous leur dépendance toutes les hallucinations, même celles si complexes et si précises qu'on observe à chaque pas chez les aliénés.

D'ailleurs il n'est plus guère possible aujourd'hui d'admettre que ces centres constituent comme « une sorte de purgatoire »

(Soury) où devraient passer les impressions sensorielles avant de pénétrer dans l'écorce et d'y être perçues. Les recherches de von Monakow nous ont appris que pour la vision en particulier ils dégénèrent après l'ablation des territoires corticaux correspondants. On ne peut donc leur attribuer une activité propre, autonome et les considérer autrement que comme les principales stations ou relais sur la voie des courants sensoriels.

Les recherches expérimentales et les observations anatomo-cliniques obligent à placer plus haut, dans l'écorce, les centres proprement dits de perception.

C'est ce qui explique l'apparition d'une théorie, constituant le second groupe physiologique dont nous parlions tout à l'heure.

Déjà entrevue par quelques auteurs anciens (Michéa, Parchappe) qui plaçaient le siège de l'hallucination dans des centres indéterminés de l'écorce cérébrale, elle a trouvé un point d'appui solide dans les travaux relatifs aux localisations cérébrales.

Formulée pour la première fois avec précision par Tamburini, elle est aujourd'hui celle qui rallie le plus de partisans.

D'après cette théorie, l'hallucination résulte d'une excitation morbide des centres sensoriels de l'écorce, analogue à celle qui, pour les centres moteurs, produit l'épilepsie d'origine corticale. L'irritation qui, ici, détermine des convulsions, évoque là de fausses sensations, ressuscite des perceptions, des images qui, si l'intensité est suffisante, s'imposent à la conscience avec tous les caractères de la réalité extérieure. « Les hallucinations sont aux centres sensoriels et à leurs lésions ce que l'épilepsie est aux centres moteurs. » Elles constituent une sorte « d'épilepsie des centres sensoriels ».

Si l'on peut encore discuter sur leur situation précise, sur leur limites exactes, sur leur indépendance relative, on ne peut guère révoquer en doute, en face des preuves nombreuses fournies par les recherches de physiologie et de psychologie expérimentales et par les observations anatomo-cliniques relatives aux lésions de caractère destructif intéressant l'écorce cérébrale et que je n'ai point besoin de rappeler ici, l'existence de centres corticaux sensoriels où viennent aboutir toutes les impressions parties de l'extérieur pour se transformer en perceptions.

D'un autre côté, les recherches de Monakow, Flechsig, Betcherew, Forel, Onufrowicz, Baginsky, Spitzka... nous ont mis à même de suivre le parcours intraencéphalique du nerf auditif jusqu'à l'écorce du lobe temporal, à travers quelques-unes des principales stations intermédiaires de ce nerf.

Nous pouvons donc admettre l'existence d'un centre cortical des perceptions auditives dont l'excitation produirait des phénomènes inverses à ceux qui résultent de lésions destructives ayant déterminé l'abolition de ses fonctions, et nous éclairant ainsi sur leur nature.

Ajoutons qu'il existe dans la science certains faits d'hallucinations diverses, *observés au point de vue expérimental, clinique ou anatomo-pathologique*, qui viennent de leur côté appuyer cette manière de voir.

Examinons donc, en parlant de cette théorie, les données que nous pouvons recueillir sur le mécanisme, la physiologie pathologique des hallucinations de l'ouïe.

Voyons d'abord leur origine, leur point de départ.

Toutes les hallucinations ne se rattachent pas exclusivement à des états neuro ou psychopathiques sans lésions définies ; il est des cas où elles font partie d'un processus morbide à substratum anatomique.

Les désordres notés en pareil cas peuvent atteindre différents points de l'appareil sensoriel. D'abord, l'écorce cérébrale peut être seule intéressée.

Mickle a rapporté des faits tendant à prouver que la plupart des hallucinations dans la paralysie générale se relient d'une façon intime à des lésions des centres corticaux respectifs : il a rencontré des altérations du lobe temporal chez des paralytiques hallucinés de l'ouïe.

Tamburini et Riva ont constaté aussi, en pareille circonstance, des lésions du lobe temporal, de la première circonvolution temporale en particulier, correspondant à des hallucinations de l'ouïe. Dans un cas d'hallucination unilatérale de l'ouïe, la lésion était limitée à la première temporale du côté opposé.

Hertz a signalé, chez des hallucinés de l'ouïe chroniques, des altérations occupant le segment de la base du crâne qui comprend le lobe temporal.

Un certain nombre de faits concernent des hallucinations unilatérales.

Dans deux cas de Gowers, une tumeur intéressant la première circonvolution temporale déterminait des convulsions qui débutaient par une aura auditive rapportée à l'oreille opposée.

Glynn a publié l'observation d'une jeune fille de 18 ans qui, examinée le 2 juin 1877, était atteinte à ce moment de diplopie de l'œil gauche avec double névrite optique, et d'hallucinations de bruits dans l'oreille *gauche* seulement. Paralysie faciale et dysesthésie sensorielle du même côté. Le 9 août, la malade est prise d'attaques convulsives et meurt le 12 septembre après un accès épileptiforme. A l'autopsie, on trouva un abcès situé à la partie antérieure de la première temporo-sphénoïdale *droite*, s'étendant en bas et en dedans vers la base du cerveau.

Un homme âgé de 63 ans, rapporte M. Millet, avait des attaques épileptiformes depuis trois ans environ. A un moment, des idées délirantes de suicide le firent interner à l'asile, où l'on constata des hallucinations de l'ouïe du côté *droit*. Il mourut peu après et l'on trouva à l'autopsie un sarcôme fasciculé de la face interne de la dure-mère au niveau de l'insula *droit*.

En même temps que les lésions centrales, on peut rencontrer des altérations de l'appareil sensoriel périphérique.

Tomaschewski et Simonowitsch ont observé une femme âgée de 33 ans, entrée à l'hôpital d'Odessa en janvier 1886. Elle avait reçu, quelques mois auparavant, un traumatisme sur la tête et avait eu, à la suite, des attaques épileptiformes. Six mois après le début de ces crises, elle avait été prise d'un accès de délire hallucinatoire aigu avec excitation, illusions des sens et idées de persécution. C'est pour ces troubles psychiques qu'elle fut traitée à l'hôpital, où l'on constata que ses hallucinations n'étaient pas les mêmes pour les deux côtés. — Elle entendait des deux oreilles des hallucinations diverses, notamment les voix de persécuteurs qu'elle localisait dans l'espace extérieur, et de l'oreille gauche, seulement, certaines sensations subjectives, qui avaient été plus précoces et étaient suspendues quand on bouchait l'oreille. Cette oreille gauche présentait une diminution de l'acuité auditive ; de plus, il y avait un catarrhe chronique de la trompe d'Eustache du même côté. En même temps que des hallucinations du côté gauche et peut-être aussi des illusions du sens musculaire, il y avait des hallucinations de l'œil gauche existant même dans l'occlusion de l'œil. Rétrécissement du champ visuel des deux yeux, acuité normale. La malade était sujette à des crises épileptiformes qui, parfois, ne touchaient que le côté gauche du corps et parfois se généralisaient aux deux côtés. Souvent le bras gauche était épargné. Hémiparésie et hémianesthésie gauches. Les hallucinations de l'ouïe et de la vue du côté *gauche* avaient disparu au moment de la mort de la malade, en février 1887.

A *droite*, congestion de la table interne des os du crâne, s'étendant jusqu'au diploé. A droite, au niveau de la moitié inférieure des deux circonvolutions ascendantes, de la moitié postérieure de la première temporale, de la pariétale inférieure et du pli courbe, la dure-mère était épaissie; adhérente à la pie-mère et même à la substance cérébrale. En ces points, existait entre la surface cérébrale et la dure-mère épaissie, une couche de tissu conjonctif de nouvelle formation. A cet endroit, l'écorce semblait amincie et au milieu de la circonvolution pariétale ascendante, elle avait complètement disparu, de telle sorte que les membranes épaissies paraissaient en contact direct avec la substance blanche. La surface interne de l'oreille moyenne était tapissée çà et là de quelques gouttes de mucus; les nerfs et les bandelettes optiques semblaient sains.

Les auteurs concluent de cette observation, que les troubles convulsifs et hallucinatoires dépendaient d'un processus irritatif développé dans les régions indiquées de l'écorce. A mesure que le développement du tissu conjonctif éliminait les éléments nerveux de l'écorce de l'hémisphère droit, on observait la diminution des troubles hallucinatoires visuels et auditifs, en même temps que cessaient les convulsions du bras gauche dont le centre était le plus profondément désorganisé.

Dans une leçon clinique du Pr Joffroy sur les hallucinations unilatérales, nous trouvons l'observation d'un alcoolique présentant des hallucinations de la vue et surtout des hallucinations de l'ouïe prédominantes à *gauche*, avec des lésions anciennes bilatérales des oreilles. L'examen histologique du lobe frontal, des première et deuxième circonvolutions temporales droites, de la première circonvolution temporale gauche, a dénoté en ces points des lésions des cellules, tubes nerveux, vaisseaux correspondant à celles de l'alcoolisme chronique avec démence. Ces lésions étaient généralisées. Mais de plus on a rencontré par places un processus de congestion chronique avec dilatation des vaisseaux, pigmentation ocreuse, blocs pigmentaires dans les gaînes lymphatiques et pigmentation ocreuse des cellules nerveuses elles-mêmes. Cette dernière lésion se trouvait disséminée dans quelques points des circonvolutions frontales antérieures, dans le lobe temporal gauche et particulièrement dans la première circonvolution temporale *droite*.

On pourrait rapprocher des précédents d'autres faits où la confirmation nécropsique a manqué, mais cependant comparables, à en juger d'après les données cliniques (Pick, Régis, Lwolf, Toulouse, etc...).

Dans certaines observations, les hallucinations sensorielles coïncident avec des convulsions épileptiformes, et ce rapport n'est pas sans jeter un certain jour sur leur pathogénie. Les faits d'aura sensorielle accompagnant les convulsions épileptiformes ne sont pas chose rare ; souvent on observe des impressions lumineuses ou encore des bourdonnements et des sifflements dans les oreilles. En pareille circonstance, il survient même quelquefois de véritables hallucinations visuelles et auditives.

Nous venons de voir un certain nombre de faits dans

lesquels l'écorce cérébrale se trouve plus ou moins directement intéressée, et la localisation des lésions permet de supposer qu'elles ont joué un rôle, sinon exclusif du moins important, dans la production des hallucinations auditives.

Il est à remarquer toutefois que ces faits ne sont pas les meilleures preuves à invoquer pour la détermination du rôle joué par les centres dans l'hallucination, qui ressort beaucoup mieux par simple analogie, des cas où ce phénomène a fait cortège à des convulsions épileptiformes ainsi que des données fournies sur les fonctions des centres par les observations de lésions destructives. La complexité souvent embarrassante des cas précédents, les lacunes qu'ils renferment, la profondeur et la diffusion des lésions nous laissent souvent dans l'incertitude sur leur véritable portée (Wurmser).

La nature de ces lésions, ainsi que leur mode d'action, peut d'ailleurs être très variable. La condition nécessaire pour que l'hallucination puisse se produire, c'est que le centre cortical correspondant ait conservé des conditions d'intégrité suffisante pour permettre son activité. L'on peut voir toutefois des lésions de caractère destructif produire l'hallucination, soit à la période irritative du début lorsqu'elles intéressent directement le centre cortical (cas de Ferrier, Pooley, Atkins, Gowers), soit lorsque, siégeant au voisinage du centre sensoriel, elles peuvent l'irriter et agir sur lui comme cause d'excitation.

C'est alors une action indirecte, comme dans les cas de Hertz, de Bennett, où la lésion intéresse les os du crâne dans des points correspondant aux centres corticaux.

D'ailleurs l'excitation du centre cortical peut avoir un point de départ beaucoup plus lointain, sur tout le trajet des conducteurs sensoriels, dans le parcours intra-hémisphérique comme dans l'organe périphérique, ainsi que le démontrent certains faits cliniques.

M. Régis a publié l'observation d'un malade atteint d'hallucinations auditives combinées unilatérales à droite. Il avait de ce côté une otite qui guérit à la suite d'un traitement approprié. Les hallucinations cessèrent dès lors.

M. Ball a rapporté le fait d'un jeune homme de 22 ans qui, après un soufflet vigoureux, aurait eu une otite moyenne avec écoulement purulent. Il se produisit peu après des hallucinations de l'oreille malade, qui disparurent avec la guérison de l'otite.

Max Buch cite un cas d'hallucinations de l'ouïe, surtout intenses à gauche, coïncidant avec une otite moyenne, très améliorées par le traitement de l'otite.

M. Mabille a publié le cas d'une délirante mélancolique avec hallucinations de l'oreille droite. Une injection d'eau tiède dans le conduit auditif externe fit sortir un grain de blé entouré d'un amas de cérumen. Dès qu'on eut enlevé le corps étranger de l'oreille, le soir même les hallucinations cessèrent.

Ces exemples nous montrent bien le rôle important des altérations de l'appareil sensoriel périphérique. Toutefois il reste secondaire ; là n'est pas la cause efficiente des hallucinations, mais seulement leur cause provocatrice. Dans tous les cas, « il faut que le centre cortical correspondant entre en jeu pour que les hallucinations aient le caractère de la réalité ; c'est lui seulement qui peut présenter à la conscience l'image subjective nécessaire » (Tamburini).

L'absence de lésions soit centrales soit périphériques ne contredit nullement cette hypothèse. L'intervention du centre cortical est toujours nécessaire pour produire l'hallucination, qui est le plus souvent sous la dépendance d'une modification légère et insaisissable (Joffroy) des éléments corticaux. Leur activité pathologique peut alors être mise en jeu soit par des excitations périphériques dynamiques, soit par des causes centrales (troubles vaso moteurs, irrigation par un sang vicié, etc.).

Pour expliquer les cas où l'hallucination est purement d'origine intellectuelle « l'hallucination se présentant comme l'incarnation de pensées délirantes qui semblent provenir d'une déviation du processus d'idéation », Tamburini admet l'action sur les centres perceptifs des centres supérieurs de l'idéation ; à moins, ajoute-t-il, qu'on ne suppose que l'idéation ne représente qu'un acte plus complexe des centres sensoriaux de l'écorce. Cette réserve est tout au moins prudente En effet l'existence d'un ou plusieurs centres d'idéation (Tamburini, Charcot, Bernheim) d'aperception (Wundt), de fusion ou d'association (Bianchi), etc., admise par les uns est contestée par les autres (Ferrier, Soury, Ballet, etc.). « Cette hypothèse, a écrit D. Ferrier, ne reçoit aucune confirmation des faits expérimentaux et elle ne paraît pas du tout nécessaire pour expliquer les faits de mentation normale ou anormale. » « Les centres moteurs, sensitifs ou sensoriels, ajoute M. Soury, constituant l'écorce cérébrale sont les seuls substrata connus des sensations, perceptions, idéations, volitions, émotions. Qu'il y ait des degrés de complexité et d'évolution dans ces centres, cela est possible ; mais ce n'est pas une raison pour créer de toutes pièces des centres supérieurs d'idéation dont rien jusqu'ici n'a révélé l'existence ni au physiologiste, ni au clinicien. »

En résumé, quel que soit le point de départ de l'hallucination, l'intervention du centre sensoriel cortical du sens considéré est indispensable pour que l'hallucination se produise dans la conscience avec tous les caractères de la réalité objective.

« La cause fondamentale est un état d'excitation des centres sensoriels corticaux, c'est-à-dire de ces points de l'écorce cérébrale où se perçoivent les impressions reçues par l'intermédiaire des différents organes et où sont déposées les images mnémoniques sensorielles.

« ... Il faut admettre une excitation morbide constante des centres sensoriaux, ayant pour point de départ aussi bien les organes périphériques de la sensibilité que les voies conductrices ou les centres eux-mêmes... Un état irritatif siégeant sur l'un ou l'autre de ces points aura pour résultante une sensation morbide qui sera d'autant plus simple que la lésion sera plus périphérique, d'autant plus compliquée qu'elle sera plus centrale » (Tamburini).

Sur ce dernier point il conviendrait peut-être de faire quelques réserves.

Sans doute il est des hallucinations très simples en rapport avec une lésion initiale périphérique. Telles, certaines hallucinations à point de départ subjectif se rattachant à une lésion de l'appareil périphérique ; beaucoup d'hallucinations unilatérales ne sont ainsi, en réalité, que de simples sensations subjectives interprétées. Mais il serait excessif de généraliser ; et, par exemple, les véritables hallucinations élémentaires, celles des persécutés par exemple, qui entendent des bruits mal définis quoique nettement perçus, extériorisés et localisés, sont en réalité des faits de perception déjà très complexes et, comme telles tout aussi centrales que les hallucinations communes ou verbales les plus caractérisées.

L'intervention reconnue nécessaire des centres corticaux dans l'hallucination peut servir à nous expliquer, d'une façon peut-être plus exacte, les diverses variétés d'hallucinations, élémentaires, communes ou verbales.

Les travaux les plus récents sur les centres cérébraux de la vision admettent dans l'écorce l'existence d'éléments qui sont le siège d'une différenciation fonctionnelle, les uns chargés de recueillir les perceptions brutes, les autres plus spécialement aptes à emmagasiner les souvenirs visuels. A ce point de vue il y encore une différence à établir entre les images visuelles communes et les images visuelles des mots nécessaires au fonctionnement du langage intérieur (Vialet).

Il est très rationnel d'admettre qu'il en soit de même pour les centres cérébraux de l'audition, bien que nos connaissances soient moins précises à leur égard.

L'hallucination verbale auditive résulterait ainsi de l'intervention des éléments affectés aux images auditives verbales, l'hallucination auditive commune de l'intervention de ceux affectés aux images auditives communes, à condition toutefois que ces dernières se trouvent associées préalablement à d'autres images sensorielles de façon à pouvoir réveiller l'idée d'un objet différencié ; sinon l'hallucination serait élémentaire. On pourrait admettre aussi que, dans certains cas, cette dernière résulte de la mise en activité des éléments chargés de recueillir les perceptions brutes, par exemple lorsqu'elle reconnaît une origine périphérique, extra-corticale.

L'hallucination, ainsi rattachée à la mise en activité des centres corticaux, sera « simple, unisensorielle. et unilatérale, quand l'irritation sera limitée à un groupe restreint d'une seule zône sensorielle et d'un seul côté. Elle sera multiple, compliquée, associée si plusieurs groupes cellulaires et plusieurs zones entrent simultanément en jeu (Tamburini).

En ce qui concerne l'*unilatéralité* ou la *bilatéralité* de l'hallucination auditive, cette explication me semble passible de certaines réserves.

On conçoit que des hallucinations bilatérales correspondent à des lésions ou modifications centrales symétriques.

Cependant, ainsi que le fait remarquer M. Toulouse, malgré que la lésion soit unilatérale, les hallucinations peuvent revêtir le caractère de bilatéralité.

D'autre part l'hallucination unilatérale se produit tantôt (le plus souvent) dans l'oreille du côté opposé à la lésion, tantôt dans l'oreille du même côté. Et dans les hallucinations bilatérales, lorsqu'on trouve des lésions des deux hémisphères, elles sont plus accentuées d'ordinaire du côté opposé à la moitié de l'appareil sensoriel où prédomine l'hallucination, mais parfois aussi du même côté.

Il est vrai que tous ces faits pourraient, jusqu'à un certain point, s'expliquer, si l'on pense avec Tamburini, d'accord en cela avec Ferrier, que les nerfs auditifs subissent une semi-décussation comme les nerfs optiques, si bien que chaque oreille aurait des connexions avec les deux centres auditifs, mais principalement avec celui du côté opposé.

Mais cette opinion ne peut être admise qu'avec réserve. Il existe encore aujourd'hui bien des dissentiments sur ce point d'anatomie cérébrale. Certains auteurs regardent comme absolument hypothétique l'existence de fibres directes allant d'une oreille à l'hémisphère correspondant : pour eux le cerveau droit entend à gauche, et le cerveau gauche à droite, exclusivement.

L'absence de données certaines et définitives à cet égard n'est pas faite pour dissiper nos incertitudes relativement au

rôle des lésions centrales vis-à-vis de la bilatéralité ou de l'unilatéralité des hallucinations auditives.)

A ce propos, M. Soury émet, sur les hallucinations unilatérales, des vues qu'il n'est pas sans intérêt de résumer
brièvement.

Elles reposent sur ce fait que, d'après les travaux de certains
auteurs (Wilbrand, Niéden, Stenger, Henschen, Seguin, Nothna-
gel, etc.)... la lésion de la face interne d'un lobe occipital produit toujours une cécité de la moitié correspondante de la rétine
et par conséquent des deux yeux, et jamais une cécité croisée,
monoculaire, de l'œil opposé. L'amblyopie croisée, dans l'hemia-
nesthésie symptomatique de certaines névroses ou d'affections
organiques du cerveau, peut s'expliquer sans que ni les conducteurs optiques, ni les centres primaires optiques, ni le territoire
calcarinien du lobe occipital puissent être considérés comme
cause de cette grave altération fonctionnelle du sens de la vue.
C'est à un trouble de l'innervation vaso-motrice, c'est à une
anémie de l'organe périphérique de la vision, suite de l'anesthésie cutanée s'étendant à cette organe, comme aux autres
organes des sens, qu'il faut attribuer l'anesthésie sensorielle
(Knies, Betcherew). « Ni la doctrine, d'ailleurs reconnue
fausse, du carrefour sensitif, ni l'hypothèse, également erronée,
d'un entrecroisement complémentaire des faisceaux directs des
bandelettes optiques en arrière ou peut-être dans les tubercules
quadrijumeaux, ne sauraient plus, en tout cas, être désormais
invoquées pour expliquer l'amblyopie croisée ou unilatérale
dans les névroses ou dans les lésions organiques du lobe
occipital. »

Il en résulterait que « si l'hallucination est une excitation
des centres sensoriels ou sensitifs de l'écorce cérébrale des
hémisphères, une lésion irritative d'un lobe occipital projettera
au dehors, sur les moitiés homonymes des deux champs visuels,
une image ou un groupe d'images dites hallucinatoires. De même
qu'une lésion destructive unilatérale du lobe occipital détermine
une hémianopsie bilatérale homonyme, affectant de cécité par-
tielle les deux moitiés correspondantes du champ visuel, une

lésion irritative unilatérale des mêmes régions *doit* déterminer une hallucination bilatérale homonyme affectant partiellement les champs visuels des deux yeux..... Ce ne serait rien objecter de valable que de prétendre que les malades n'accusent d'ordinaire qu'une hallucination unilatérale de la vue ou de l'ouïe. Les malades ne savent pas observer et n'ont point mission de faire la science. Que d'hémianopsiques qui, sans être des hystériques, ne s'aperçoivent plus ou ne se sont jamais aperçus de leur hémicécité ! Si l'on songe au petit nombre d'hallucinations unilatérales que la science possède, et aux conditions dans lesquelles les observations ont été faites pour la plupart, on inclinera sans doute à penser qu'avant de chercher à expliquer un fait aussi inexplicable que celui d'hallucinations unilatérales, il serait utile d'établir s'il existe. Or il n'existe pas, parce qu'il ne peut pas plus exister que la cécité unilatérale et croisée par lésions centrales ou corticales de l'appareil de la vision ».

Je n'oserais pas dès maintenant être aussi catégorique que que M. Soury. Il envisage surtout d'ailleurs les hallucinations unilatérales visuelles, et avant de poser les mêmes conclusions radicales à l'égard des auditives, il faudrait déjà qu'il fût péremptoirement démontré qu'il existe pour les nerfs auditifs une sémi-décussation analogue à celle des nerfs optiques. Toutefois, laissant de côté les hallucinations unilatérales visuelles et ne considérant que les auditives, je ne puis m'empêcher de constater avec lui tous les desiderata des observations relatives aux faits de ce genre, presque toujours incomplètes au point de vue clinique ou de l'examen anatomique du cerveau ou de l'examen des fonctions sensorielles.

L'analyse clinique de ces phénomènes est souvent elle-même assez sommaire pour que l'on puisse se demander à l'occasion si ce sont de véritables hallucinations sensorielles et si elles sont vraiment unilatérales.

Il est à remarquer, en effet, que ces hallucinations restent le plus généralement très simples, élémentaires, peu variées, et n'atteignent guère ce développement si net et si caractéristique des véritables hallucinations bilatérales. Souvent ce ne sont que

48

de simples bruits entotiques restant à l'état subjectif ou s'extériorisant comme cela arrive fréquemment à l'état normal.
Lorsqu'à ces sensations subjectives, qui existent le plus souvent
en pareil cas, viennent s'ajouter d'autres phénomènes pouvant
en imposer pour une hallucination sensorielle, on est en droit de
se demander s'il ne s'agit pas tout simplement d'une pure interprétation de ces sensations subjectives ou de l'apparition d'une
hallucination concomitante d'un autre caractère, motrice verbale,
comme dans le cas si bien analysé par M. Régis et que j'ai déjà
eu l'occasion de citer.

On décrit souvent sous le qualificatif assez impropre d'hallucinations unilatérales des hallucinations simplement prédominantes d'un côté de tel ou tel appareil sensoriel. Prédominance
et unilatéralité ne doivent cependant pas être considérés comme
des équivalents, surtout lorsqu'il s'agit de déterminer le mécanisme du phénomène ainsi qualifié.

D'autre part, il est bien difficile d'établir s'il y a vraiment
unilatéralité, si les sensations morbides sont perçues par une
seule oreille ou simplement localisés dans la direction de droite
ou de gauche. La position des deux organes qui sont situés des
deux côtés de la tête, leur fait accomplir des mouvements diver-
gents et non convergents, au point que, dans l'usage de l'organe, on ne fait pas de mouvements afin que les deux organes
viennent converger pour nous donner une perception unique,
mais, qu'au contraire, on néglige l'un pour l'autre, selon les
convenances et les besoins. C'est peut-être en cela que consiste
tout simplement dans certains cas l'unilatéralité, qui ne serait
ainsi qu'une apparence. Ne pourrait-on pas invoquer à ce propos
le fait d'hallucinations auditives unilatérales s'atténuant ou
disparaissant par l'occlusion de l'oreille du côté opposé? (Hammond).

Notre intention n'est nullement de nier l'existence d'hallucinations auditives unilatérales. Mais il importe avant tout de
faire un choix parmi les cas observés ; tous ne sont pas justi-
ciables de la même interprétation. A côté des phénomènes
disparates que nous venons d'indiquer, d'autres semblent bien

être des hallucinations sensorielles très caractéristiques, localisées d'un seul côté. S'en suit-il qu'on puisse les rapporter toutes à l'excitation du centre sensoriel *d'un seul côté*, que cette excitation porte directement sur le centre ou vienne de l'appareil périphérique ? Cette explication peut être plausible dans certains cas : il en est d'autres dont elle ne suffit pas à donner l'interprétation. Pour n'en donner qu'un exemple, comment s'expliquer ainsi la cessation ou l'atténuation d'hallucinations auditives unilatérales par l'occlusion de l'oreille opposée.

D'ailleurs, si l'intervention du centre cortical est indispensable à la production de l'hallucination, cela ne veut pas dire qu'elle en soit la condition *nécessaire et suffisante* à la fois. La formule qui fait de l'hallucination « une épilepsie des centres sensoriels » ne doit pas être prise à la lettre. En réalité, c'est un phénomène très complexe qui, tout en exigeant le concours indispensable des centres corticaux, reçonnaît souvent en même temps d'autres facteurs, parmi lesquelles les facteurs psychiques sont à considérer.

Or, il est bien possible que ces facteurs différents, tout aussi bien que la localisation corticale, puissent intervenir dans l'unilatéralité de l'hallucination. Pick a rapporté le cas d'une aliénée chronique, sourde de l'oreille *gauche*, qui accusait des hallucinations auditives du côté *droit*. L'oreille droite étant ensuite bourrée de coton, la malade n'entend plus qu'un vague bruit, plus de paroles, et les hallucinations reviennent nettes dès que l'oreille est débouchée. Dans l'oreille gauche, on trouve un tampon de cérumen qu'on enlève ; dès lors, les hallucinations deviennent bilatérales. En ce cas, peut-être, n'est-ce pas tout simplement l'idée de la surdité unilatérale qui eut une influence prédominante sur l'unilatéralité des hallucinations dans l'oreille opposée, unilatéralité s'expliquant ainsi par un simple fait d'association d'idées ?

Le même auteur a observé un jeune homme qui entendait, pendant ses prières, sortir de l'intérieur de son corps des voix disant généralement des propos cyniques à l'adresse du Christ ou de la mère de Dieu. Les voix partent du côté gauche où le malade ressent en même temps un point. D'autres fois son œil gauche est comme obnubilé, et à travers un nuage, le malade voit des représentations obscènes sur les images sacrées ; il entend également des propos orduriers soufflés dans son oreille gauche ; sa main gauche sent une odeur de chair brulée et de soufre. Il croit que c'est le diable qui lui fait ces tours. L'examen somatique ne révèle rien qui puisse être présumé comme une cause d'unilatéralité des hallucinations. — Ce cas est difficilement explicable si l'on rapporte le mécanisme de l'hallucination unilatérale à l'excitation directe du centre correspondant d'un seul côté. En effet, les hallucinations verbales motrices supposeraient ainsi l'intervention du centre moteur d'articulation, hémisphère gauche ; les auditives verbales celle du centre auditif verbal, hémisphère gauche ; les tactiles seraient en rapport avec l'hémisphère droit ; quant au centre visuel, le droit aussi probablement, il devrait produire des hallucinations hémiopiques homonymes et non unilatérales ; les hallucinations olfactives sont en réalité bilatérales. Cependant toutes ces hallucinations sont localisées.à gauche. Cela ne résulterait-il pas tout simplement de facteurs purement psychiques ? Ne peut-on pas supposer que le malade éprouvant une espèce d'hallucinations, les tactiles par exemple, ait pu les prendre comme point de repère pour localiser les autres du même côté, par un travail d'association d'idées plus ou moins conscient. Cette hypothèse serait d'autant plus plausible que nous voyons ses hallucinations olfactives rapportées à sa main gauche, et le point de départ de ses hallucinations motrices fixé aussi à gauche, en un endroit où le malade accuse une sensation spéciale. Je crois avoir démontré autre part que la localisation de l'hallucination verbale motrice reconnaît souvent comme cause une association de ce genre. Ce malade se trouverait ainsi entraîné à localiser toutes ses hallucinations à gauche, comme les hystériques, qui, sans avoir un souci exclusif de leurs localisations cérébrales, font leur hémianesthésie sensitivo-sensorielle d'un seul côté.

Sans doute il est des cas où l'hallucination verbale auditive semble bien en rapport avec l'action directe du centre cortical correspondant. D'autres fois, le plus souvent peut-être, on peut admettre aussi l'excitation à distance de ce centre par une lésion de l'appareil périphérique. Mais cela ne veut nullement dire qu'en ce cas, l'unilatéralité du phénomène reconnaisse toujours une pure raison anatomo-physiologique et dépende de l'action hémilatérale de tout l'appareil sensoriel, périphérique et central. Cela peut être vrai quelquefois : mais quelquefois aussi, on peut se demander si, à part l'existence de la lésion périphérique, le processus central, psychique, n'est pas absolument identique à celui de l'hallucination bilatérale ; l'unilatéralité résultant simplement de l'existence de la lésion périphérique unilatérale, qui sert de simple point de repère pour la localisation de la perception pathologique. « Le malade, dit M. Joffroy, est le véritable créateur de ce phénomène que la maladie de l'oreille, la lésion sensorielle, ne peut seulement que provoquer, entretenir et localiser. »

Comment s'expliquer autrement les faits d'hallucinations unilatérales, intéressant plusieurs sens et du même côté, et l'apparition d'hallucinations verbales auditives très développées, unilatérales, à droite dans certains cas, à gauche dans d'autres ; et leur atténuation par l'occlusion de l'oreille opposée ? Ces derniers cas n'ont-ils pas vraisemblablement quelqu'analogie avec celui, déjà cité, du D\u0072 Régis où l'on vit des hallucinations verbales motrices localisées dans l'oreille gauche, à l'occasion d'un sifflement entendu dans cette oreille, perçu par conséquent par le cerveau droit, et atténuées d'autre part par l'occlusion de l'oreille saine, droite, ce qui implique aussi évidemment la participation de l'hémisphère gauche au processus hallucinatoire.

En réalité, le mécanisme des hallucinations unilatérales n'est pas univoque, parce qu'il s'agit de phénomènes très différents suivant les cas. Prétendre expliquer toutes ces hallucinations à l'aide des données très incomplètes de l'anatomie et de la physiologie, en subordonner étroitement le mécanisme aux pures données des localisations cérébrales, ce serait s'exposer aux mêmes erreurs que de vouloir assigner aux anesthésies hystériques, comme aux anesthésies organiques, les mêmes rapports avec les territoires nerveux correspondants.

Sans vouloir diminuer l'importance du rôle attribué au centre sensoriel dont l'intervention est toujours nécessaire dans la production d'une hallucination, il importe de tenir compte des facteurs psychiques et de l'état de l'organe sensoriel péri-phérique, qui peut influer directement ou indirectement sur la localisation sensorielle de l'hallucination.

Je rappellerai encore à ce propos que l'on a constaté, au moyen de l'électricité, une hyperesthésie particulière de l'ouïe chez les hallucinés et chez des individus atteints d'une lésion de l'oreille. Un réophore étant appliqué près de l'oreille et l'autre sur une partie quelconque du corps, le sujet entend des bruits, des mots, des phrases, soit du même côté, soit du côté opposé (Longet, Brenner, Jolly, Buccola, Fischer, Descourtis, Chvostek...).

Pour expliquer la projection au dehors de l'image subjective d'origine centrale, même en cas d'intégrité de l'appareil périphé-rique, Tamburini admettait d'abord, avec Baillarger, Hagen, Griesinger, etc... que l'excitation morbide du centre sensoriel se propage à tout l'appareil jusqu'à sa terminaison périphérique, de sorte que cet état irritatif général, existant au moment même où se produisent les hallucinations, leur donnerait l'appa-rence de la réalité.

Dans un second travail, l'auteur, à la suite de l'étude physio-logique des hallucinations motrices, se trouve amené à formuler une autre hypothèse. Elle repose sur l'opinion qui regarde les centres corticaux, moteurs ou des sens spéciaux, comme des centres sensorio-moteurs des diverses parties du corps avec lesquelles ils sont en relation fonctionnelle, chaque centre cortical étant à la fois le centre de perception des impressions générales ou spécifiques de la partie du corps correspondante, et le point de départ de l'impulsion pour le mouvement propre de cette même partie.

Par suite « si l'état d'irritation capable de provoquer une hallucination a son siège dans les centres des sens spéciaux, par

exemple celui de la vision, outre la perception morbide sensorielle (hallucination visuelle) on aura encore la sensation des
mouvements de l'œil correspondant à l'acte fonctionnel, puisqu'au même moment où l'excitation du centre cortical développe
une perception visuelle, elle fait naître en même temps, par
l'excitation des éléments moteurs connexes, l'impulsion motrice
correspondante vers les muscles de l'œil accompagnée de l'image
correspondante du sens musculaire ; d'où l'image motrice qui
accompagne la perception visuelle morbide. On explique ainsi,
sans qu'il soit besoin de recourir à l'hypothèse d'un courant
sensoriel centrifuge, le fait de la projection et de la localisation
extérieure de l'hallucination spécialement visuelle, puisque, par
l'excitation morbide du centre cortical visuel, se produit, par
suite de l'excitation de ses éléments sensorio-moteurs propres,
un mouvement réel d'accommodation qui accompagne la sensation réelle ou la fausse sensation du mouvement correspondant,
ce qui pour la conscience est tout à fait la même chose, et tout
s'accomplit pour elle comme si la sensation visuelle avait eu lieu
réellement ».

Cette interprétation pourrait s'appliquer également aux hallucinations auditives.

On voit par ce qui précède, que la théorie de l'hallucination
qui regarde comme nécessaire l'intervention constante des
centres corticaux, est en réalité celle qui rend le mieux compte
du phénomène d'après les données anatomiques et physiologiques
actuelles.

Les desiderata qu'elle peut présenter ne sont que la résultante forcée de la limitation même de nos connaissances sur
l'anatomie et la physiologie des voies et centres sensoriels.

Mais tout en admettant comme nécessaire dans la production
de l'hallucination la mise en éveil des centres corticaux, on se
pose tout naturellement les questions suivantes :

Comment se fait-il, lorsqu'un centre cortical se trouve ainsi
en état de suractivité, que toutes les images correspondantes ne
deviennent pas hallucinatoires ? Pourquoi les unes plutôt que les
autres ?

Pourquoi, dans les cas si nombreux de lésions encéphaliques pouvant intéresser les susdits centres, les hallucinations ne sont-elles pas constantes (Toulouse, Joffroy)? Prédisposition spéciale, dira-t-on. Soit, mais en quoi consiste-t-elle exactement? C'est ce qu'il s'agirait de déterminer. On aura beau invoquer l'hérédité, l'alcoolisme... cela ne nous donne pas en réalité l'explication de cette question, qui subsiste tout entière.

Enfin, si l'hallucination réclame l'intervention des centres corticaux, se trouve-t-elle suffisamment expliquée par un état d'irritation ou d'irritabilité de ces centres? N'y a-t-il là vraiment qu'un phénomène analogue à celui qui dans des centres moteurs déterminera des convulsions épileptiques et l'hallucination n'est-elle vraiment qu'une sorte d'épilepsie des centres sensoriels?

Est-il permis, se demande M. Binet, — et M. Joffroy fait à peu près la même remarque — de comparer des mouvements convulsifs comme ceux de l'épilepsie aux images précises et intelligentes des hallucinations? Si une irritation physique, une compression par exemple d'un centre moteur suffit pour faire éclater une décharge de mouvements, comment admettre qu'une irritation physique peut à elle seule provoquer l'image complexe, nécessaire à l'hallucination de paroles déterminées, logiques, localisées au dehors d'une façon aussi précise que possible, dans lesquelles le sujet reconnaît le timbre de voix de telle ou telle personne.

Cette question se rattache ainsi à celle de la nature même des images mentales, et de la conception du rôle des centres.

Certains auteurs considèrent que toute perception, une fois accomplie, demeure dans le cerveau à l'état de souvenir emmagasiné, comme une disposition acquise des éléments mêmes que la perception a impressionnés.

D'autres admettent un centre d'aperception, d'idéation, d'association dans le lobe frontal et des centres particuliers qui, incapables d'emmagasiner des images, conservent cependant des tendances ou dispositions à les reproduire.

D'autres encore soutiennent qu'il ne peut rien rester d'une

image dans la substance cérébrale et qu'il ne saurait exister non plus un centre d'aperception, mais qu'il y a simplement, dans cette substance, des organes de perception virtuelle, influencés par l'intention du souvenir, comme il y a à la périphérie des organes de perception réelle, influencés par l'action de l'objet.

Enfin, il est bon de remarquer qu'un souvenir n'est pas imprimé, comme semblent l'admettre certains auteurs au moins implicitement, dans une cellule unique qui aurait en quelque sorte le monopole de sa conservation et de sa reproduction. Comme le dit M. Ribot, « ce qui a pu contribuer à cette illusion, c'est l'artifice du langage qui nous fait considérer un mouvement, une perception, une idée, une image, un sentiment comme *une* chose, comme une *unité*. La réflexion montre pourtant bien vite que chacune de ces prétendues unités est composée d'éléments nombreux et hétérogènes ; qu'elle est une association, un groupe, une fusion, un complexus, une *multiplicité* ». Si bien que ce qui importe, ce n'est pas seulement la modification imprimée à chaque élément, que la manière dont plusieurs éléments se groupent pour former un complexus.

Cette même idée se retrouve dans les travaux récents de certains auteurs (Freund, Sachs)... qui regardent l'écorce cérébrale comme un lieu d'entrecroisement où se font les différentes excitations dont le point de départ se trouve dans les différents centres de l'écorce et peusent qu'au point de vue anatomique l'organe de l'intelligence n'est pas l'écorce cérébrale en général, mais l'ensemble des faisceaux d'association. Pour eux, une représentation n'est pas le résultat de l'excitation d'une cellule spéciale, mais bien le résultat de la combinaison de l'excitation de plusieurs territoires. Suivant le degré d'intensité de cette résultante, la représentation devient consciente ou non. Lorsque l'intensité de la représentation, constituée par une sorte « d'onde moléculaire » atteint un certain degré, elle peut provoquer un mouvement, une contracture, une idée fixe, une hallucination.

On pourrait émettre encore à ce sujet d'autres considérations plus psychologiques sur la nature des hallucinations. Nous les retrouverons dans le chapitre suivant.

IV

Considérations psychologiques.

Nous avons vu, au début, que la caractérisque de l'halluci-nation, c'est de créer l'apparence d'un objet extérieur *actuel* qui n'existe pas dans la réalité ; elle se présente ainsi comme une forme pathologique de la perception extérieure.

Ce fait, qu'indiquent les malades, est-il justifié par l'analyse psychologique ?

Voyons d'abord les hallucinations périphériques. Cette étude a été déjà très bien exposée par M. Binet. Nous lui ferons, à ce propos, de nombreux emprunts.

La perception extérieure comporte deux phases distinctes.

Physiologiquement, la perception sensorielle se compose d'une action des organes périphériques des sens et d'une réac-tion de l'encéphale. A cet égard, l'exposé de la théorie physio-logique de l'hallucination nous a déjà montré les points de contact qui existent entr'elle et la perception extérieure.

Psychologiquement, la perception extérieure est formée de deux groupes d'éléments associés, des sensations et des images mentales, états de conscience dérivant de sensations antérieures, conservées et reproduites. L'objet extérieur, que nos sens per-çoivent et qui nous paraît connu par un acte d'intuition simple, est en réalité formé par une association de ces deux sortes d'éléments, des sensations et des images. Les sensations produites directement par les objets extérieurs suscitent un certain nombre d'images qui se groupent et se coordonnent avec les sensations suivant des rapports définis.

Chacun de ces deux éléments composants, psychique et sensoriel, se retrouve nettement dans les hallucinations d'origine périphérique, surtout directe.

L'apport psychique est mis déjà en évidence par différentes preuves, souvent invoquées par les partisans de l'origine intellectuelle de l'hallucination. Je rappellerai, par exemple, les rapports de l'hallucination avec la forme du délire, avec la profession, avec le degré d'intelligence et de culture du sujet, avec des sensations vives antérieures qu'elle ne fait que reproduire, etc.....

Sous quelle forme cette intervention de l'esprit dans la production des hallucinations se manifeste-t-elle ? Les défenseurs de l'origine intellectuelle avaient encore soutenu, avec raison, et développé cette idée que l'hallucination était formée par les images mentales qui en constituaient la base, le fondement.

Cette opinion qui reconnaissait l'identité de l'image réelle perçue par les sens, de l'image évoquée par la mémoire, et de l'image hallucinatoire, fut très combattue à l'époque. C'était, en effet, admettre entre la perception, la représentation mentale, l'hallucination de simples différences de degré et non une différence radicale et essentielle, ainsi que le prétendaient certains auteurs qui voyaient dans l'hallucination un *renversement des lois de la nature* (Baillarger).

On a démontré depuis, et c'est un fait aujourd'hui couramment admis, que chaque image est une sensation spontanément renaissante, en général plus faible et plus simple que l'impression primitive, mais capable d'acquérir, dans des conditions données, une intensité et une précision si grandes qu'on croirait percevoir encore l'objet extérieur.

« Entre la perception et l'image, il y a identité de nature, indentité de siège et seulement différence de degré. L'image n'est pas une photographie, mais une reviviscence des éléments sensoriels et moteurs qui ont constitué la perception. A mesure que son intensité augmente, elle se rapproche de son point de départ et tend à devenir une hallucination. » (Ribot).

On peut donc considérer l'hallucination comme une image cérébrale extériorisée. Mais n'est-t-elle que cela ? Quel est le rôle des sens ?

A cet égard, le problème est difficile à résoudre en ce qui concerne les hallucinations auditives.

Néanmoins, si nous nous reportons aux exemples précédemment cités, il est légitime d'admettre qu'il existe une catégorie d'hallucinations, avec ou sans lésions de l'appareil auditif, et provoquées par des sensations subjectives ou résultant de l'impression produite par un objet extérieur.

Il est à remarquer toutefois que cette sensation est simplement le point de départ, la cause occasionnelle du phénomène. Si bien que ces cas d'hallucinations périphériques, les plus comparables à la perception extérieure normale, en diffèrent cependant par la réduction extrême du rôle de l'élément sensation avec exagération énorme du rôle de l'élément images, ces dernières en outre n'étant plus adéquates à l'objet extérieur.

Les hallucinations que nous venons d'examiner ne sont pas les seules qui aient un point de départ périphérique. Il en est d'autres : et nous les avons signalées précédemment sous le nom d'hallucinations réflexes.

Or, dans les premières nous retrouvions entre les deux éléments, sensation et images, un rapport identique à celui qui existe dans la perception normale, l'image s'extériorisant par le même sens intéressé dans la sensation première.

Dans les hallucinations réflexes au contraire, l'image hallucinatoire est perçue par un appareil sensoriel autre que celui qui fut le siège de la sensation initiale.

Il est à remarquer d'ailleurs, que dans bien des cas de ce genre, il s'agit en réalité d'une double perception, de deux perceptions consécutives. La sensation initiale en effet est alors extériorisée, localisée, rapportée à un objet déterminé qui de fait l'a réellement provoquée. La première phase du phénomène est donc ainsi constituée par une perception normale. Dans une seconde phase, les images mentales ainsi intéressées réveillent à leur tour d'autres images dont l'extériorisation se fait par un sens différent, constituant ainsi une perception hallucinatoire. Ces dernières images peuvent avoir d'ailleurs trait au même objet que les premières ou à des objets tout à fait différents.

Ce fait nous indique déjà le rôle joué par l'association des idées dans la production des hallucinations.

Jusque-là nous avons pu retrouver la sensation à l'origine du processus hallucinatoire, et bien que son rôle fût considérablement réduit, lui attribuer une action soit directe, soit indirecte.

Il est d'autres cas dans lesquels l'élément sensation semble disparaître tout à fait. Ce sont ceux d'hallucinations dites centrales ou encore d'origine intellectuelle.

Peut-on admettre l'existence de telles hallucinations ? La chose est bien difficile à prouver pour l'ouïe ; il est cependant très vraisemblable qu'elles existent.

Un auteur qui a étudié avec le plus de précision et aussi d'impartialité le point de départ des hallucinations, M. Binet, a été amené à admettre pour la vue, à côté d'hallucinations périphériques objectives ou subjectives, des hallucinations centrales tout à fait distinctes des précédentes et en particulier ne présentant aucun des caractères relevant de la présence à l'origine d'une sensation subjective ou d'une impression venue du dehors.

Pourquoi n'en serait-il pas de même pour l'ouïe, alors que la vision et l'audition présentent tant de points communs et que le sens de l'ouïe est par excellence, a-t-on dit souvent, le sens intellectuel ? Il semble ainsi très rationnel d'admettre l'existence d'hallucinations centrales auditives — peut-être les plus fréquentes — dans la constitution desquelles manque l'appoint d'une sensation initiale. Elles n'en revêtent pas moins malgré cela l'allure d'une perception pathologique, puisqu'elles créent l'apparence d'un objet *actuel* avec le caractère primordial de la perception extérieure, *l'extériorité*.

Il est d'ailleurs à remarquer que si l'hallucination d'origine périphérique, comporte, comme la perception, deux éléments : une impression des sens et une image cérébrale extériorisée, le mode de formation n'est pas toujours le même de part et d'autre. Tandis que dans la perception l'image est éveillée directement par une impression des sens, dans certaines hallucinations considérées comme périphériques, c'est l'image qui en réalité apparaît la première et ne s'associe qu'ensuite à un point de repère extérieur. L'hallucination hypnotique peut être considérée comme le type des faits de ce genre.

L'étude de l'illusion hypnotique nous montre d'autre part que l'existence de l'objet extérieur, servant de substratum à l'illusion, ne paraît avoir aucune importance puisqu'on peut le modifier de cent façons différentes.

La perception et l'hallucination se trouvent ainsi reliées ensemble par une série non interrompue d'intermédiaires, depuis l'illusion des sens ordinaire jusqu'à l'hallucination centrale, qui constituent des déformations de plus en plus accentuées de la perception.

Ajoutons que l'on retrouve dans l'hallucination les différents degrés de la perception.

« La perception ne constitue pas une espèce unique, c'est une forme d'activité dont la nature est très variable, car elle confine par une de ses extrêmes limites au raisonnement conscient, et par l'autre bout, elle se confond avec les actes les plus élémentaires et les plus automatiques (Binet).

« Avant tout, dit M. Sully, décrivant les degrés de la perception visuelle, vient la construction d'un objet matériel, d'une forme et d'une grandeur particulière, à une distance particulière, c'est-à-dire la reconnaissance d'une chose tangible, ayant certaines propriétés d'espace simples, et étant dans un certain rapport avec d'autres objets, et plus particulièrement avec notre propre corps. C'est là la simple perception d'un objet qui a toujours lieu, même lorsqu'il s'agit d'objets nouveaux, pourvu qu'on les voie d'une façon assez distincte. Cette partie de l'acte de combinaison, qui est la plus instantanée, la plus automatique et la plus inconsciente, peut être considérée comme répondant aux rapports d'expérience les plus constants, et par conséquent les plus profonds.

La seconde phase de cette action de construction présentative est la reconnaissance d'un objet comme faisant partie d'une classe particulière, par exemple celle des oranges, ayant certaines qualités spéciales, comme tel ou tel goût. Dans cette phase, les rapports d'expérience sont moins profondément organisés, de sorte que nous pouvons, dans une certaine mesure, par la réflexion, y reconnaître une sorte de mise en œuvre intellectuelle des matériaux que nous fournit le passé.

Une phase encore moins automatique dans l'action de reconnaissance visuelle est l'acte de reconnaître les objets particuliers; par exemple, l'abbaye de Westminster, ou notre ami John Smith. La somme d'expérience qui est reproduite ici peut être très considérable, comme lorsqu'il s'agit de reconnaître une personne avec laquelle nous sommes depuis longtemps intimes... Arrivés à ces dernières phases de la perception, nous touchons à la commune limite de la perception et de l'inférence. Reconnaître un objet comme appartenant à une classe, c'est souvent affaire de réflexion consciente et de jugement, alors même que cette classe est constituée par des qualités matérielles de première évidence, et qui peuvent être considérées comme immédiatement saisies par les sens. A plus forte raison, la perception devient-elle inférence quand la classe est constituée par des qualités moins faciles à saisir, qui exigent, pour être reconnues, une longue et laborieuse suite de souvenirs, de distinctions et de comparaisons... Dire où il faut tracer la ligne de démarcation entre la perception et l'observation d'une part, et l'inférence de l'autre, est évidemment impossible. »

On peut faire les mêmes remarques à propos des hallucinés qui entendent un son, ou reconnaissent que c'est un son de voix, et même que cette voix est celle de telle ou telle personne déterminée. Et les choses se compliquent encore lorsque dans le son de voix le malade reconnaît des mots traduisant à son oreille toute une série d'idées.

Aussi l'hallucination ne doit-elle pas être purement considérée comme un « délire des sensations », suivant une expres-
sion fréquemment employée. Cela ne peut s'appliquer qu'à
ses formes les plus élémentaires : mais dans ses formes plus
élevées, elle apparaît comme un phénomène psychologique très
complexe, et revêt toutes les allures d'un véritable délire, dans
le sens plus général du mot.

Nous avons eu déjà l'occasion de parler de ce caractère que
Baillarger regardait comme pathognomonique de l'hallucination
et qu'elle partage avec la perception extérieure, l'*extériorité*.

Voyons à l'étudier de plus près, surtout dans le domaine des
hallucinations auditives.

On invoque couramment comme facteur principal de l'extériorisation de l'image, son *intensité*. Or rien n'est moins prouvé
et il pourrait se faire qu'il y ait là une question de *qualité*
tout aussi bien que de *quantité*.

Un sujet, dit M. Binet à propos des hallucinations hypno-
tiques, peut avoir dans l'esprit des idées qui ne lui paraissent
pas des hallucinations ou qui ne se traduisent pas par des actes ;
il peut penser à un chien sans le voir, entendre parler d'une
action sans l'exécuter ; mais si on insiste, si on commande plus
longtemps, l'idée devient hallucination et action. C'est qu'au
début elle devait être faible, et que maintenant elle est plus
forte.

M. Pierre Janet pense, au contraire, que cette différence
dans les résultats est due à ce que l'idée est maintenant toute
différente. « Les théories psychologiques, dit-il, qui assimilent
à juste titre l'image à la sensation, ne sont vraies que pour les
phénomènes simples : l'image de la couleur bleue (quand elle
n'est pas un simple mot) est identique en nature à la sensation
du bleu. Mais il ne faut pas en conclure que l'idée d'un chien
soit la même chose que la vue d'un chien et qu'il n'y ait entre
les deux qu'une différence de degré. Il s'agit là de deux en-
sembles qui diffèrent énormément par la qualité et la complexité
des images qui en font partie. L'idée d'un chien peut n'être

qu'un rapport abstrait entre diverses images ou divers caractères ; elle peut être un simple mot de nature différente suivant les personnes, ou n'être qu'une image très vague de couleur uniforme, en un mot quelque chose de très simple. La sensation réelle ou l'hallucination d'un chien est un ensemble d'images visuelles, tactiles, auditives même, trés variées. Pour passer de l'une à l'autre, il faut, non pas renforcer, mais compléter l'image. Ce serait être bien maladroit, en face d'un sujet qui voit difficilement les hallucinations, que de répéter, même en criant très fort : « Tu vois un chien, tu vois un chien », on n'arriverait à rien. Il faut préciser et compléter l'image : « Tu vois ses oreilles, tu vois sa queue, tu vois ses longs poils de couleur jaune, tu entends qu'il aboie », ou bien, si l'on a affaire à un sujet qui en soit capable, il faut lui laisser le temps de développer lui-même son image. Si, dans une conversation rapide, je dis à Léonie qu'il y a des moutons dans la prairie, au bord de la rivière, etc..., j'éveille par chaque mot une image incomplète et vague qui ne sera pas une hallucination ; mais si, après avoir dit : « Il y a un mouton devant toi », je m'arrête brusquement et ne lui parle plus, son idée se développe peu à peu, elle voit des détails nouveaux, sent la toison, entend le cri et finit par dire : « C'est un vrai mouton », c'est-à-dire un mouton complet et non pas une image plus forte d'un mouton. La complexité de l'image a donné naissance à son objectivité... »

Cette manière de voir de M. Janet se trouve de tous points conforme à l'opinion développée par M. Souriau, qui fait dépendre du degré de complexité notre distinction entre les images internes et les perceptions objectives. « Ces représentations sont à peu près de même nature que les perceptions mêmes ; seulement les sensations dont elles se composent sont moins intenses, et surtout beaucoup moins complexes. En effet, lorsque, après avoir perçu un objet, nous l'imaginons, beaucoup de détails de l'objet ne se retrouvent pas dans l'image. Quand je regarde un objet quelconque, cette page par exemple, et puis que j'essaye, en fermant les yeux, de me la représenter : autant ma perception était complexe, autant ma conception est vague et pauvre de détails ; c'est à peine si je me représente une sur-face blanche où çà et là flotte quelques points noirs. Il en serait de même pour une image tactile et auditive, comparée aux perceptions qu'elle est censé reproduire. Cette simplicité de l'image nous les fait paraître subjectives quand nous les compa-rons à de vrais objets. » La complexité devient ainsi le véritable criterium de l'objectivité (Souriau).

Pourquoi, au milieu de ces éléments complexes nécessaires à la production de l'hallucination, l'extériorisation se fait-t-elle par un sens plutôt que par un autre ? par l'ouïe, dans les cas qui nous intéressent actuellement ? Dans les hallucinations périphériques directes, la chose s'explique aisément. D'ailleurs, on a pu démontrer expérimentalement qu'une excitation senso-rielle légère et vague suffisait à déterminer la forme sous laquelle se manifestait le travail intellectuel présidant à la genèse de l'hallucination (Expérience du Shell-Hearing).

Pour les hallucinations auditives, réflexes et centrales, l'explication est plus difficile. Mais l'on peut admettre un état d'excitabilité morbide particulier des centres auditifs, et l'exis-tence chez ces malades du type auditif, la prédominance d'un ordre d'images créant une prédisposition à un ordre correspon-dant d'hallucinations.

En ce qui concerne en particulier les persécutés systéma-tiques hallucinés, cette hypothèse est très acceptable, et j'ai eu, à maintes reprises, l'occasion d'en constater la légitimité.

Quant au mécanisme même de cette projection au dehors de l'image hallucinatoire, je ne ferai que rappeler l'hypothèse souvent invoquée d'un courant sensoriel centrifuge, allant du cerveau à la périphérie (Baillarger, Hagen, Griesinger, etc....) C'est une vue de l'esprit analogue qui a inspiré à Sergi son hypothèse de « l'onde réflexe perceptive » pour expliquer l'ob-jectivation et la localisation dans la perception extérieure.

La même idée se retrouve encore dans des travaux posté-rieurs et sous une forme plus précise : « La découverte récente, dit par exemple Bergson, de voies sensorielles centrifuges, nous inclinerait à penser qu'à côté du processus afférent qui porte l'impression au centre, il y en a un autre, inverse, qui ramène l'image à la périphérie ».

Ainsi formulée, cette hypothèse, malgré de grandes différences apparentes, se rapprocherait cependant au fond quelque peu de celle de Tamburini, attribuant la projection extérieure à la connexité des images sensorielles avec des images musculaires.

« La projection à l'extérieur, dit M. Beaunis, des sensations visuelles et auditives est évidemment un acte psychique de raisonnement et une affaire d'habitude. Ainsi, pour l'audition, il est souvent difficile de distinguer les bruits dits ento-tiques des bruits extérieurs. Il nous a donc fallu, pour projeter ainsi à l'extérieur les espèces de sensations, faire intervenir des des actes psychiques, des raisonnements qui ont très probablement pour bases des sensations musculaires : les sensations musculaires me paraissent, en effet, jouer le principal rôle dans l'extériorité des sensations. »

Ce rôle, d'ailleurs, se retrouve dans la *localisation* des sons dont la direction nous serait connue par l'orientation du conduit auditif externe, autrement dit par la situation de la tête.

Il convient d'ajouter, à ce propos, que le mécanisme psychologique qui nous permet de localiser dans l'espace nos sensations de sons, bien que souvent étudié, n'en est pas moins resté très compliqué et très obscur encore. Pour Stumpf, admettant la théorie de Lotze, de Wundt..... le son de chaque oreille aurait une qualité propre, un *signe local* ; et c'est avec ce signe comme base que des associations mentales construiraient notre pouvoir de localisation. Kries, Bloch, Gellé, Raugé... pensent que la localisation dépend d'un jugement sur la différence d'intensité des sons produits dans les deux oreilles. Preyer admet que les sons, suivant leur position dans l'espace, agissent différemment sur les canaux semi-circulaires de l'oreille interne, et produisent des sensations différentes qui sont les indices de leur position. Pour M. Bonnier, selon l'incidence de l'ébranlement au méat, la colonne d'air du conduit, le tympan, les osselets subissent des oscillations latérales combinées à l'oscillation transversale et déterminent des modifications statiques du liquide labyrinthique permettant à l'ébranlement d'intéresser des points de la papille sacculaire, variables suivant l'incidence, et d'orienter ainsi les sons. Pour beaucoup d'auteurs, les sensations tactiles éprouvées par le pavillon de l'oreille et par la membrane du tympan aident à la localisation des sons. D'autres enfin, Beaunis, Munsterberg, etc..., pensent que la localisation du son provient du mouvement de la tête que l'on fait ou que l'on a une tendance à faire vers la source sonore.

La localisation de l'hallucination auditive peut souvent s'expliquer d'une façon beaucoup plus simple. En effet, dans les cas où l'hallucination se trouve associée d'une manière indissoluble avec une perception réelle, elle prend naturellement la même apparence et la même nature. Quand une malade entend une voix dans le tictac de sa pendule, elle ne peut pas croire que la voix est en elle, et la pendule à l'extérieur, et que les deux n'ont pas la même localisation extérieure. Les images qui s'éveillent au contact des objets extérieurs, tirent de leur origine des propriétés particulières. Elles s'accolent aux impressions qui les suggèrent et, grâce à cette attache sensorielle, elles subissent, par contre-coup, toutes les modifications qu'éprouve la sensation. Il en est de même dans l'hallucination périphérique que dans la perception externe. Si l'image cérébrale qui s'extériorise crée si bien l'apparence d'un objet extérieur, c'est parce que cette image est associée à des impressions des sens qui lui communiquent leurs propriétés.

En ce qui concerne les hallucinations centrales, il est à noter aussi que l'hallucination n'est pas une manifestation isolée dans l'esprit. Elle se montre constamment accompagnée et soutenue par un certain nombre de perceptions externes. Les malades, au moment même où ils sont assaillis par une hallucination, jugent, à l'aide des mêmes sens, les objets réels avec autant de rectitude qu'une personne raisonnable (Calmeil). Il en résulte que l'objet fictif, créé par l'hallucination, est naturellement placé au milieu des objets extérieurs et se confond avec eux. Le fait de sa localisation se réduit à une simple relation entre lui et les objets réels. Certains psychologues admettent d'ailleurs qu'à l'état normal les perceptions ne sont pas localisées par rapport au moi, mais les unes par rapport aux autres (Souriau).

Il arrive très fréquemment que l'hallucination de l'ouïe ait une localisation peu précise. Mais l'hallucination de chaque sens reproduit fidèlement les traits de la perception correspondante ; et la perception auditive comporte une localisation de son assez peu parfaite, beaucoup moins précise que celle de la perception visuelle.

Nous avons envisagé jusqu'ici les hallucinations bilatérales. Pour les hallucinations unilatérales, il ne faut pas oublier que dans la grande majorité des cas, même dans ceux où l'on rencontre une lésion centrale, il y a une lésion de l'appareil périphérique et que ce sont des sensations subjectives qui fournissent le point de départ de l'hallucination, et déterminent la localisation de l'image qui s'y trouve associée.

Mais on peut, comme nous l'avons vu, se demander si, en réalité, les choses ne sont pas encore plus simples ; et si, lorsque le phénomène semble vraiment unilatéral, tout ne se borne pas souvent à la sensation subjective, le reste n'étant qu'une pure interprétation. Dans la très grande majorité des cas, ces hallucinations sont très simples, élémentaires, et peut-être ne s'agit-il que d'une erreur de localisation de sensations entotiques extériorisées. La chose serait d'autant moins étonnante que cette confusion s'observe même à l'état normal.

L'intervention d'une sensation subjective, ou venue de l'extérieur, et servant de point de repère dans la localisation de l'hallucination pourrait peut-être amener à expliquer de la même manière, à considérer comme de simples hallucinations avec points de repère, les phénomènes intéressants étudiés par MM. Magnan, Dumontpallier, sous le nom d'hallucinations bilatérales de caractère différent suivant le côté affecté. Ces auteurs invoquent à ce propos l'indépendance fonctionnelle des deux hémisphères cérébraux, et s'appuient sur des expériences faites chez les hystériques à qui l'on peut faire éprouver deux hallucinations différentes simultanément, l'une à droite, l'autre à gauche.

Ces conclusions me paraissent bien graves. « Sans préjuger, *dit M. P. Janet, de la théorie en elle-même, je crois qu'il faut renoncer à employer ces faits particuliers comme moyen de démonstration. Les hallucinations simultanées et de nature différente sont faciles à reproduire pour les sens qui sont répandus sur une assez large surface et qui peuvent fournir au sujet plusieurs points de repère simultanés. Il n'est pas nécessaire, pour les obtenir, de tenir compte de la division bilatérale du corps ou du cerveau, et on peut facilement répéter toutes ces expériences sur un même côté du corps. Sur mon ordre, Marie a simultanément la sensation de chaleur au pouce de la main droite et de froid au petit doigt de la même main ; elle voit du même côté et par le même œil un tableau gai à côté d'un tableau triste... En un mot, je suis disposé à croire que les différents points du corps et les différents objets ont servi simplement de points de repère dans ces hallucinations bilatérales.* »

Il est à remarquer que ce dédoublement hallucinatoire correspond d'ordinaire à une sorte d'antagonisme des idées délirantes, et l'on peut en déduire que son origine première réside probablement dans les phénomènes de contraste psychique (Raggi) qui ne sont autre chose qu'une manière d'être d'une forme normale de l'association des idées, l'association par contraste (de Sanctis).

Nous avons déjà eu l'occasion, à différentes reprises, de signaler en passant l'intervention de l'association des idées dans la genèse de l'hallucination. C'est encore à elle qu'il faut rapporter les hallucinations associées, qui ne représentent qu'une association d'idées différentes, réveillées par l'une quelconque de leurs images respectives, devenue assez vive, assez précise pour s'extérioriser sous la forme hallucinatoire.

On s'explique ainsi très aisément les hallucinations communes associées et verbales associées. Quant aux hallucinations communes associées à des hallucinations verbales, il suffit pour les *comprendre de se rappeler les rapports qui, à l'état normal,* unissent entr'eux l'idée et le mot.

Il est un fait psychologique généralement admis aujourd'hui, c'est que le mot n'est que l'auxiliaire de l'idée ; autrement dit, l'idée peut exister sans le mot qui la représente et se forme d'habitude avant lui et sans lui. Elle est indépendante du mot. — Dès lors il n'y a rien de surprenant dans l'existence d'hallucinations associées, dont l'une est formée par une image même d'un objet et l'autre par une image du mot, signe sensible d'un autre objet.

D'autre part, nous savons encore que l'idée d'un objet résulte de l'association de différentes images produites par des impressions sensorielles diverses : le mot, lui aussi, est constitué par différentes images qui s'associent d'une part ensemble, et de l'autre à celles de l'idée. Par suite toutes ces images peuvent se réveiller l'une l'autre (1).

Nous avons ainsi l'explication des hallucinations combinées de toute espèce, n'ayant trait qu'à un seul objet, dont elles intéressent en même temps plusieurs images constitutives différentes. Les études psychologiques sur la perception externe nous ont d'ailleurs appris que nous extériorisons une association d'images comme nous extériorisons une image.

Les conditions qui favorisent la production des hallucinations ne sont pas toujours identiques à elles-mêmes.

---

(1) Il est une remarque assez curieuse, c'est que, dans certains cas, on retrouve dans le développement des hallucinations une marche parallèle à celle de la formation des idées et du mot. L'enfant entend d'abord le son d'une cloche, le différencie à l'aide d'autres images sensorielles lui donnant l'idée de cet objet, dont on prononce ensuite à son oreille le nom qu'il ne peut exprimer que plus tard. Le persécuté chronique de son côté entend d'abord des sons indistinctifs (hallucinations élémentaires), puis différenciés (hallucinations auditives communes), puis des voix (hallucinations verbales auditives), et n'arrive que plus tard aux voix intérieures (hallucinations verbales motrices).

Un des auteurs qui se sont le plus occupés de cette question, Baillarger, admettait trois conditions de l'hallucination : l'exercice involontaire de la mémoire et de l'imagination ; — la suppression des impressions externes ; — l'excitation interne des appareils sensoriels. — Je n'ai pas à revenir sur cette dernière déjà examinée dans ce qui précède.

Pour Baillarger, l'exercice involontaire des facultés et la suspension des impressions externes favorisent donc au plus haut degré la production des hallucinations. Il fait remarquer qu'il y a pour l'intelligence deux états très différents : dans l'un, les idées sont provoquées et dirigées par la volonté ; dans l'autre, au contraire, l'influence du pouvoir personnel a cessé ; mais la mémoire et l'imagination, soustraites à son empire, continuent d'agir, ainsi qu'on l'observe dans les rêves par exemple. Les hallucinations se produisent-elles indifféremment dans ces deux états, ou exclusivement dans l'un des deux ?

Baillarger, et d'autres auteurs après lui, admettent que l'exercice involontaire des facultés intellectuelles est toujours la condition la plus propre à la production des hallucinations. Autrement dit, elles ne seraient qu'un produit de l'automatisme psychologique.

A l'appui de cette opinion, Baillarger cherche à démontrer que tous les états caractérisés par l'exercice involontaire de la mémoire et de l'imagination, et par la suspension des impressions externes, sont en même temps le plus souvent accompagnés d'hallucinations psycho-sensorielles. — Que l'exercice de l'attention, surtout quand il est entretenu par des impressions externes, est un obstacle à la production des hallucinations, et les suspend le plus souvent quand elles existent. — Que les causes des hallucinations sont en même temps celles qui produisent l'exercice involontaire de la mémoire et de l'imagination et la suspension des impressions externes. — Que les hallucinés, pendant la durée de leurs fausses perceptions, sont souvent dans un état spécial, caractérisé, outre les hallucinations, par l'exercice involontaire de la mémoire et de l'imagination, la suspension des impressions externes et l'inertie plus ou moins complète de la volonté.

Il n'y a rien à dire à ces différentes propositions en elles-mêmes. Mais il faut remarquer, d'autre part, qu'elles ne s'appliquent pas à tous les cas. Ce n'est que dans certaines circonstances que l'hallucination se trouve relever ainsi directement de l'automatisme psychologique, par exemple lorsqu'elle se présente dans l'état hypnagogique, dans le rêve, dans les intoxications, la confusion mentale, le délire hallucinatoire, la paranoia aiguë, l'hystérie, etc...

Encore dans ces circonstances, faut-il s'entendre sur ce que Baillarger appelle la suspension des impressions externes. Cela en réalité ne veut pas dire que ces impressions soient réellement suspendues, mais en réalité qu'elles ne sont pas comprises, assimilées par le malade, qu'elles échappent à sa perception personnelle.

Les auteurs anglais, qui se sont beaucoup occupés de ces hallucinations d'origine subconsciente, considèrent, en effet, que les impressions sensorielles jouent un rôle dans leur explosion, à la condition d'être légères et indéterminées, c'est-à-dire d'intéresser au minimum l'activité consciente du sujet.

Mais, ainsi que Baillarger le remarque lui-même, il est d'autres cas, dans lesquels les fausses perceptions sensorielles ont lieu sans que les impressions externes soient complètement suspendues, et l'halluciné assistera plus ou moins éveillé aux scènes que crée son imagination. Quelquefois même il s'établit une sorte de lutte et le malade, malgré ses efforts, est forcé de subir ses fausses perceptions sensorielles.

Dans ces cas comme dans les précédents, ajoute Baillarger, nous retrouvons toujours l'exercice involontaire de la mémoire et de l'imagination et la suspension des impressions externes, comme les conditions principales qui favorisent la production du phénomène.

Sans doute encore cela peut se rencontrer, comme par exemple dans les états vésaniques énumérés plus haut, par intervalles, ou dans la convalescence, ou s'ils sont atténués. Les mêmes conditions peuvent encore entrer en ligne de compte dans certaines formes de délire systématique, très chroniques et

avec démence commençante. Mais dans ce dernier cas en particulier, faut-il conclure que telles sont les conditions principales, premières, du phénomène ?

Aujourd'hui que l'on est mieux fixé sur les rapports d'identité
qui existent entre l'hallucination et la représentation mentale, on
ne peut se refuser à admettre, ainsi que le faisait Baillarger, que
l'hallucination puisse être comme le plus haut degré de la médi-
tation et pour ainsi dire le couronnement de l'idée fixe, et c'est
ainsi que l'hallucination se présente chez certains aliénés.

Chez les délirants systématiques chroniques, persécutés et
mystiques par exemple, M. Chaslin a bien mis en lumière cette
genèse de l'hallucination, et montré que dans ces formes d'alié-
nation, il ne peut y avoir d'hallucination, du moins au début,
qu'autant que l'idée délirante antérieure à l'hallucination contient
une image qui pourra à un certain moment se transformer en la
sensation même.

Le sens qui présente des hallucinations prédominantes est
déterminé par la nature même des représentations mentales qui
constituent l'idée délirante.

A ce propos, en ce qui concerne la fréquence et la genèse
des hallucinations de l'ouïe chez les persécutés systématiques,
M. Chaslin montre bien le rôle de l'idée délirante, la première
en date, et le caractère de cette idée qui n'est point une idée
abstraite : c'est un fait qu'elle représente dans l'esprit du
malade persécuté, et ce par l'intermédiaire d'images surtout
auditives. Ce sont ces images auditives qui, ultérieurement, en
se développant deviennent des hallucinations.

Pour que ce développement puisse s'effectuer, il est deux
conditions nécessaires : 1° la croyance qui fait que le malade
porte sans cesse son attention sur son idée et en écarte par cela
même toutes les idées intermédiaires (Pariset) ou, comme le dit
Taine, les réducteurs antagonistes ; 2° l'attention par suite de
laquelle le malade creuse ses idées, les rumine sans cesse et
arrive, peu à peu, à constituer complètement son délire.

Si la croyance à l'hallucination peut tenir dans certains cas
à la précision de l'image, à la diminution d'activité des sens et

au défaut de contrôle des autres sens, il en est d'autres où la croyance précède l'hallucination, qui n'est plus que la traduction sensorielle d'une idée en rapport avec un très grand nombre de faits faisant partie de la conscience personnelle du sujet; et dans ces cas l'effort intellectuel n'est pas étranger à sa production. Si l'on ne peut pas dire absolument que le malade veuille avoir ces hallucinations, il y porte du moins un intérêt énorme, et met à leur service son activité mentale et les ressources de son imagination pathologiquement déviée.

Au terme de ce travail, il serait naturel de résumer en quelques conclusions la physiologie pathologique, le mécanisme de l'hallucination de l'ouïe. En réalité, cela me semble bien difficile et serait peut-être téméraire. A part la notion définitivement acquise de l'intervention nécessaire des centres corticaux dans la production de l'hallucination, nous ne sommes pas beaucoup plus avancés sur les autres points qu'il y a cinquante ans. Si nous avons rectifié quelques erreurs, acquis quelques connaissances de détail, il n'en est pas moins vrai qu'il est aujourd'hui encore impossible de formuler une théorie générale, exacte et durable, de l'hallucination, surtout de l'hallucination de l'ouïe. Outre que le phénomène est très variable en lui-même, que le mécanisme en peut différer suivant les cas, il faut bien avouer que nous ne connaissons guère l'audition normale. Aussi la question n'est-elle pas mûre pour une solution précise. S'il fallait à tout prix une conclusion à ce rapport, jusqu'à ce que de nouvelles recherches nous aient fait entrevoir la lumière, je me bornerais, pour ma part, à citer le mot bien connu : « Sçavoir, c'est connoistre que l'on ignore ».

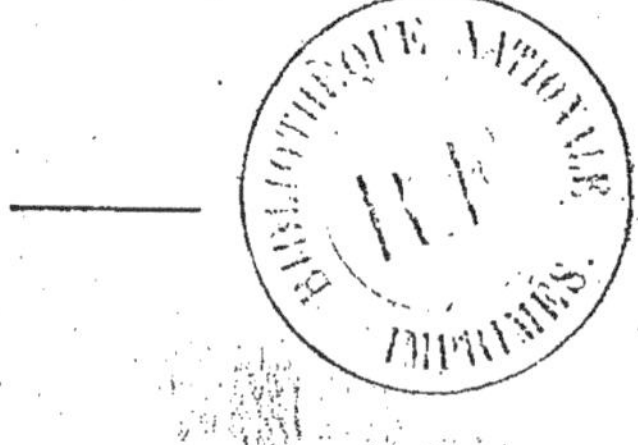

TABLE DES MATIÈRES

Nancy. — Imp. Crépin-Leblond, Passage du Casino.

9 782019 218614